LA
VACCINE

SES CONSÉQUENCES FUNESTES

Démontrées par les Faits, les Observations, l'Anatomie pathologique et l'Arithmétique.

RÉPONSE

AU QUESTIONNAIRE ANGLAIS RELATIF A LA VACCINE

Adressé aux Académies par la Chambre des Communes d'Angleterre.

PAR LE D' G. C. VILLETTE DE TERZÉ,

L'un des fondateurs de l'École de Médecine de la république Mexicaine, professeur d'accouchements
membre correspondant de l'Académie de Médecine de la Nouvelle-Orléans,
de l'Académie nationale de Médecine et de chirurgie de Cadix,
chirurgien major de l'État-major général de la Garde Nationale du département de la Seine ; etc., etc.
Chevalier de l'Ordre de la Légion-d'Honneur, de l'Ordre royal de Charles III d'Espagne,
et du Christ de Portugal, etc., etc.

Les systèmes en médecine sont des idoles auxquels
on sacrifie des victimes humaines.
Professeur CAYOL.

—◦◦◦—

A PARIS

Chez GERMER BAILLIÈRE, rue de l'École-de-Médecine, 17 ;
A LONDRES, CHEZ H. BAILLIÈRE, 219, REGENT STREET ;
A NEW-YORK, CHEZ H. BAILLIÈRE, 290, BROADWAY ;
A MADRID, CHEZ BAILLY BAILLIÈRE, CALLE DEL PRINCIPE, 11.

1857

LA VACCINE

SES CONSÉQUENCES FUNESTES.

LA

VACCINE

SES CONSÉQUENCES FUNESTES

Démontrées par les Faits, les Observations, l'Anatomie pathologique et l'Arithmétique.

RÉPONSE

AU QUESTIONNAIRE ANGLAIS RELATIF A LA VACCINE

Adressé aux Académies par la Chambre des Communes d'Angleterre.

PAR LE Dr G. C. VILLETTE DE TERZÉ,

L'un des fondateurs de l'École de Médecine de la république Mexicaine, professeur d'accouchements
membre correspondant de l'Académie de Médecine de la Nouvelle-Orléans,
de l'Académie nationale de Médecine et de chirurgie de Cadix,
chirurgien-major de l'État-major général de la Garde Nationale du département de la Seine, etc., etc.
Chevalier de l'Ordre de la Légion-d'Honneur, de l'Ordre royal de Charles III d'Espagne,
et du Christ de Portugal, etc., etc.

Les systèmes en médecine sont des idoles auxquels
on sacrifie des victimes humaines.
Professeur CAYOL.

* * *

A PARIS

Chez GERMER BAILLIÈRE, rue de l'École-de-Médecine, 17;
A LONDRES, CHEZ H. BAILLIÈRE, 219, REGENT STREET;
A NEW-YORK, CHEZ H. BAILLLÈRE, 290, BROADWAY;
A MADRID, CHEZ BAILLY BAILLIÈRE, CALLE DEL PRINCIPE, 11.

1857

PRÉFACE

Ami sincère de la vérité, indépendant par position, impartial par caractère, dévoué à l'intérêt de l'humanité, nous avons étudié à tête reposée, avec toute la réflexion dont nous sommes capable, la grande question de médecine et d'économie politique soulevée de nos jours, relativement à *l'influence du vaccin sur la dégénérescence de l'espèce humaine, sur la mortalité et sur la population.*

Nous avons en conséquence, lu tous les écrits publiés par les adversaires de la vaccine, ainsi que les réponses et les objections qui leur ont été faites.

Enfin, pour nous rendre un compte bien exact de l'impression que ces diverses lectures contradictoires avaient laissée dans notre esprit, nous avons rédigé ce livre.

Lorsque les démonstrations diverses ne nous ont pas paru avoir une clarté suffisante, nous nous sommes permis d'y suppléer, sans toutefois en changer le caractère.

Parmi les adversaires de la vaccine, les uns ont suivi la marche médicale de l'étude des faits, de l'observation et de l'expérimentation.

Les autres d'une date plus récente, se bornent à combattre la question d'une manière moins contestable, c'est-à-dire avec des chiffres ; plusieurs d'entre eux ont suivi avec succès la marche tracée en 1848 par M. Carnot; ils se bornent à mettre en parallèle, à un demi siècle d'intervalle, des faits de même nature, authentiques et officiels.

Après avoir scrupuleusement étudié l'acte d'accusation porté contre le vaccin par les *vaccinophobes*, nous avons reproduit la prétendue réfutation des *vaccinomanes* :

Nous nous sommes, pour l'argumentation des vaccinomanes, particulièrement attaché à une thèse soutenue par M. E. Berlin, ayant pour titre : *Essai historique et critique sur les attaques dirigées contre la vaccine* ; parce que cette thèse embrasse a elle seule la question tout entière, et qu'elle nous a paru contenir un résumé très-complet de tous les moyens de défense à l'usage de la vaccine.

Afin d'éviter toute discussion relative aux statistiques, nous avons cru convenable, sur ce point, de ne présenter ici que le résumé des travaux, faits par M. Carnot, parce que ces statistiques ont été entreprises et faites sans influence d'aucune coterie médicale, qu'elles sont le résultat de recherches très-consciencieuses, et qu'elles ont été publiées *sans but aucun d'intérêt personnel*, mais exclusivement dans l'idée de signaler aux gouvernements, aux économistes et aux médecins consciencieux et philanthropes, l'un des phénomènes les plus curieux et les plus graves qui aient été observés jusqu'à ce jour, c'est à dire un *déplacement* survenu depuis l'introduction de la vaccine dans les tables de la mortalité.

Ce déplacement consiste dans la diminution du nombre des décès de la première enfance, et dans l'augmentation considérable du chiffre des morts chez les jeunes gens.

Nous ne trouvons dans la défense des vaccinomanes rien de nouveau ni de caractéristique : de vieux arguments dès longtemps réfutés, des dénégations à chaque page, des malédictions parfois ; toutes choses que l'Académie de médecine juge bon de ne pas dire elle-même, qu'elle tient pourtant à faire dire, pour avoir un prétexte, un moyen indirect et prudent de manifester ses sympahies pour la vaccine.

C'est par la distribution d'un petit prix, d'une petite couronne au jeune prosélyte qui a montré du zèle et des sentiments dociles , que l'Académie a trouvé un moyen détourné de prouver aux vaccinomanes découragés qu'elle soutenait encore leur cause.

Au bout de quelques mois, malgré ce généreux dévouement, la vaccine, perdant toujours du terrain, l'Académie de médecine sent de rechef le besoin de la soutenir par une nouvelle manifestation ; elle veut donner au *spécifique de Jenner* une nouvelle approbation, une nouvelle couronne peut-être!

C'est M. Bertillon qui a l'aplomb de se présenter chargé d'un fatras de statistiques officieuses, d'un amas confus de chiffres fantastiques, dont il est impossible de vérifier l'authenticité.

Quant au livre en lui-même, au progrès que la question pourrait lui devoir, il n'y faut pas songer ; les *conclusions statistiques* de M. Bertillon ne sont pas une œuvre de science, mais simplement un petit drapeau que, par position officielle, l'Académie juge convenable d'arborer.

Bien que notre brochure soit purement dogmatique, que la polémique ne soit pas de notre rôle, et que par goût nous tenions à nous en abstenir, nous ne pouvons pas toutefois en terminant, laisser passer sous silence un ramassis de statistiques réunies ou fabriquées en faveur de la cause qu'elle veut soutenir, écrites avec cette passion étourdie qu'excusent la jeunesse et les mauvais conseils ; nous parlons d'un livre que vient de faire paraître M. Bertillon : *Conclusions statistiques contre les détracteurs de la vaccine.* On ne peut en vouloir à M. Bertillon ; il est jeune, il est ambitieux il débute ; or, les chemins sont difficiles, surtout quand on débute à *Montmorency.*

L'Académie a crié : *la vaccine est en danger !* Alors, jeune volontaire, sans réfléchir, sans se rendre compte ni des faits, ni des raisonnements, ni des lumières qu'avait déjà apportées la discussion, avec l'aveuglement de la foi et surtout l'envie de se signaler, il est parti à la défense de la vaccine, comme les anciens preux partaient pour la croisade !

CHAPITRE PREMIER

ESQUISSE HISTORIQUE ET CRITIQUE SUR JENNER ET SON
SPÉCIFIQUE.

M. Bertin, dans sa thèse inaugurale [1], s'indigne et
blâme, un médecin dont il craint de citer le nom, parce
qu'il a osé écrire, que « Jenner jugé par ses contempo-
« rains, fut considéré comme *un médecin sans connais-*
« *sances physiologiques, manquant d'éducation, et comme*
« *un effronté charlatan.* »

Nous sommes loin d'approuver cette critique violente ;
seulement nous ferons observer à notre jeune confrère
que malheureusement pour Jenner sa conduite est loin
d'être exempte de reproches, nous allons lui prouver,
ce qui est facile, en passant en revue les principales cir-
constances de sa vie, qu'il était bien loin d'être sincère
dans sa conduite et dans ses écrits.

Jenner fut accusé par ses contemporains, d'avoir eu
connaissance des recherches que le docteur Nalsch avait
faites sur le cow-pox depuis l'année 1769. On prétendit
même que ce docteur, qui était le médecin de la famille
de Jenner, aurait employé dans l'inoculation qu'il prati-

[1] Essai historique et critique sur les attaques dirigées contre la vaccine, 1856.

qua à Jenner lui-même à l'âge de huit ans, *du virus-vaccin au lieu de virus variolique.*

Le jeune vaccinomane, en parlant de cette inoculation, dit :

« Jenner fut soumis à *l'inoculation* à l'âge de huit ans, « et l'*affreuse maladie* qui fut la suite de cette opération « resta toujours présente à sa pensée. »

C'est sans aucune espèce de doute parce que Jenner redoutait pour son enfant les accidents qu'il avait éprouvés, qu'il aima mieux lui inoculer la petites-vérole que de le vacciner !

Ce fait, dont Jenner ne put se disculper, est, selon nous, une des plus graves accusations non-seulement contre l'homme, mais encore contre *le spécifique.*

Après avoir dit que « Jenner, lorsqu'il eut quitté « la capitale de l'Angleterre, écrivit sur les mœurs et la « migration des oiseaux des pages charmantes, qu'esprit « cultivé, *imagination ardente*, il laissait dans ses mo-« ments perdus sa plume tracer des vers malheureuse-« ment trop peu connus ; » le jeune vaccinomane, copiant tout au long cette page répétée dans tous les traités de vaccine, termine ainsi : « On offrit à cette *imagination* « *ardente* de faire à titre de naturaliste avec le célèbre ca-« pitaine Cook un voyage scientifique de circumnaviga-« tion. Eh bien, Jenner n'hésite pas un instant..... il re-« fuse. On lui offre la gloire, peut-être la fortune, *il* « *refuse !* et son imagination ardente l'entraîne à s'enfer-« mer dans sa petite ville de Barkley. » Là, avec de l'adresse et moins de peine, il trouve la fortune et une gloire éphémère.

« Il apprend que les garçons chargés de panser les che-« vaux et de traire les vaches, contractent souvent de ces

« animaux une maladie qui jouit depuis longtemps dans
« tout le canton de la réputation d'immunité anti-vario-
« lique, il s'empresse, en 1798, d'écrire une petite bro-
« chure sur ce nouveau *spécifique*, mais il rencontre des
« incrédules, d'une part, et d'autre part des médecins
« qui viennent lui disputer l'honneur de l'invention [1].

« Ce qui fait la gloire de Jenner, ajoute le jeune candi-
« dat, ce n'est pas d'avoir *inventé* la vaccine; non, puis-
« que les paysans des fermes de différents comtés d'An-
« gleterre étaient instruits depuis longtemps des vertus
« préservatives de la variole par le cow-pox, c'est d'avoir
« *fécondé les données que le hasard lui avait fournies;* c'est
« d'avoir *renversé l'inoculation au moment même de sa plus*
« *grande faveur* [2]! pour lui substituer une méthode com-
« plètement innocente! »

S'il y a quelque chose de plus innocent que cette méthode, c'est l'argumentation sur laquelle se base notre
jeune candidat pour faire ressortir la gloire de Jenner;
c'est, selon nous, le plus grave reproche qu'on puisse opposer à la vaccine : la plus incisive, la plus mortelle critique qui puisse en être faite, c'est d'avoir fait suspendre
l'emploi d'un moyen prophylactique aussi puissant, aussi
certain que l'inoculation variolique dont l'action préservative était connue depuis des siècles, et avait déjà rendu
dans les quatre parties du monde des services incalcula-
bles et incontestables.

Le jeune candidat, heureux d'avoir présenté ainsi les

---

[1] Nalsch en Angleterre.

[2] Le jeune candidat aurait pu ajouter en même temps à ces titres
de gloire celui d'avoir eu l'adresse d'exploiter une invention qui ne lui
appartenait pas en se faisant donner une somme de 500,000 fr. par son
gouvernement!

titres de Jenner à la gloire et à la reconnaissance, termine
par cette citation que nous trouvons extrêmement juste :
*Ce n'est pas ce qu'on entreprend, a dit Washington, mais ce
qu'on achève et ce qu'on affermit, qui fait la gloire.* Or, Jenner, mort en 1823, fut témoin du démenti que lui a donné
la nature ; puisqu'il put voir tous les sujets vaccinés ou
non vaccinés indistinctement moissonnés par des épidémies varioliques. Bien loin donc d'avoir eu le mérite
d'affermir son invention, Jenner dut, avant de descendre
au tombeau, avoir de bien cuisants regrets et de cruels
remords, surtout s'il essaya jamais de faire la statistique
des victimes de sa malheureuse et déplorable invention.

On a cherché à prouver le désintéressement de Jenner en
disant qu'il aurait pu, en exploitant d'une manière secrète son précieux spécifique, faire ainsi une fortune co-
lossale ; mais, comme nous l'avons vu, il était impossible,
avec toute sa bonne volonté, que Jenner tentât un pareil
mode d'exploitation à son profit, il ne pouvait faire un
secret d'une chose qui ne lui appartenait pas, et qui était
connue de tous les paysans, des vachères et des garçons de
ferme de Barkley ; ce secret eût été celui de *la comédie ;*
d'ailleurs, Jenner convient lui-même que, par tradition,
on savait depuis très-longtemps à Barkley que la petite-
vérole n'atteignait pas ceux qui avaient contracté le cow-
pox. Il employa donc, pour tirer tout le profit possible
de son *soi-disant spécifique,* la marche la plus avantageuse
et la plus certaine.

Il se fit d'abord délivrer par ses collègues et amis des
certificats attestant que c'était bien lui, Jenner, et non pas
Nalsch qui avait le premier expérimenté d'une manière
médicale ce moyen, connu de tous les paysans ; puis, adroitement il fit glisser, dans chacun de ses certificats :

« *Nous reconnaissons, en outre, que si M. Jenner eût*
« *voulu exploiter sa découverte, il aurait pu gagner beau-*
« *coup d'argent* [1]. »

Voulant défendre Jenner de l'épithète de *charlatan*
qu'on dit lui avoir été donnée par des médecins de son
temps, notre jeune confrère s'exprime ainsi :

« Avant de publier ses expériences, Jenner les entoure
« de tout ce qui peut les rendre inattaquables; puis, au
« lieu de faire un secret de son *merveilleux préservatif*, il
« le *livre libéralement*, il veut en faire jouir le monde
« entier et ne met aucun prix à ce bienfait! »

Lorsque le jeune candidat dit que Jenner veut en faire
jouir le monde entier, il aurait pu ajouter : *à l'exception
de son fils.*

Toutefois, afin de calmer la chaleureuse indignation de
notre confrère, qui s'écrie dans son ardeur juvénile :
« Est-ce là l'allure d'un charlatan et d'un imposteur? »
nous lui ferons observer que cette légère addition, adroitement glissée aux certificats attestant que, *si Jenner eût
voulu, il aurait pu tirer bon parti et gagner beaucoup d'argent en exploitant à son profit cette invention*, est un moyen
indigne d'un médecin, et, que si l'on n'a pas le droit
d'appeler cela du charlatanisme, le jeune candidat con-
viendra au moins avec nous que c'était *un moyen très-fin
et très-habile pour se faire donner la récompense de* 500,000
francs.

Lorsque Pelletier et Caventou découvrirent la quinine,
eurent-ils besoin de recourir à de tels moyens, pensèrent-
ils un seul instant à exploiter à leur profit leur précieuse

---

[1] Ce moyen de se faire délivrer des certificats est généralement le
plus employé et celui qui réussit le mieux aux charlatans *pour exploiter
leurs spécifiques.*

découverte? Non. Véritables philanthropes, ces bienfaiteurs de l'humanité s'empressèrent, sans aucun intérêt, de faire jouir le monde entier de la plus belle découverte faite en médecine des temps modernes ; ils se contentèrent, pour toute récompense, de la gloire et de l'immortalité!!

Au sujet du juste reproche qu'on fit à Jenner d'avoir vacciné tout le monde et d'avoir préféré l'inoculation pour son fils, voici la plaidoirie du jeune candidat.

« Un fait complètement défiguré a été souvent répété
« par les ennemis de Jenner ; on a dit : il eut un second
« fils du nom de *Robert* qu'il ne vaccina pas, et auquel il
« inocula lui-même la petite-vérole à *Cheltenham !* Donc,
« il n'était pas convaincu de l'infaillibilité du cow-pox
« dont il avait fait la même année l'apologie.

« Si ceux qui ont répété une semblable accusation *qui*
« *fait planer le doute sur la probité de Jenner*, s'étaient
« donné la peine de vérifier la vérité, ils auraient vu que
« le jeune Robert fut vacciné à l'âge de onze mois, mais
« que l'opération échoua. Jenner se trouvant ensuite au
« milieu d'une épidémie de petite-vérole à Cheltenham,
« *et n'ayant pas de vaccin*, fit ce que tout autre aurait fait
« à sa place ; il n'écouta que le danger *et inocula le virus*
« *varioleux à son enfant.* »

Nous savons bien que ce fut là une des mauvaises défenses que Jenner fut obligé d'employer pour se justifier d'une pareille conduite. Cette fable assez maladroite ne fut acceptée par personne, pas plus de son temps que de nos jours.

Car, en effet, comment peut-on espérer faire croire à des hommes de science, à des êtres raisonnables, que l'enfant de Jenner avait été vacciné à l'âge de onze mois [1], que la vaccine avait échoué : pourquoi Jenner n'a-t-il pas fait alors ce qu'il avait coutume de faire pour ses clients, pourquoi n'a-t-il pas recommencé son opération? Son cœur de père ne pouvait certainement pas trembler devant une opération qu'il avait déclarée si bénigne. Est-ce que le hasard voulait encore qu'il se fût trouvé à cette époque, comme il se trouvait à *Cheltenham*, sans vaccin? Or, qui pourra croire que Jenner, le fournisseur général de *cow-pox*, celui qui en livra de quoi empoisonner le monde entier, se soit justement, au moment même d'une épidémie variolique, trouvé dans un état de dénuement vaccinal si complet qu'il n'en ait pas eu une seule *goutte pour vacciner son enfant?*

Convenons qu'il faut ou mettre un bien bon vouloir ou être bien innocent pour accepter deux raisons aussi absurdes.

« Jenner, en mourant, dit le jeune candidat, eut le « bonheur de voir son spécifique répandu sur presque « toute la terre. »

Pourquoi n'a-t-il pas ajouté aussi qu'il eut tout le temps de constater l'inefficacité de son soi-disant préservatif; puisqu'il a été à même de juger par les nombreuses épidémies varioliques dont il fut le témoin que son spécifique ne jouissait que du triste privilége de *retarder la crise variolique!*

Notre jeune candidat aurait pu dire encore qu'avant de mourir, Jenner eut tout le temps de réfléchir sur son œuvre

---

[1] Notre jeune confrère ne dit pas où il a puisé ce fait, dont Jenner lui-même ne parle pas.

qu'il dut se demander plus d'une fois *in petto* et en tremblant si ce titre glorieux de bienfaiteur de l'humanité qu'on lui avait si généreusement accordé de son vivant, lui serait conservé après sa mort, et si son spécifique ne se trouverait pas plus justement placé un jour, à côté de ceux des Mesmer et des Cagliostro.

CHAPITRE II.

Ceci est un livre de bonne foi, lecteur....

Telle est l'annonce pompeuse empruntée à Montaigne, qui décore la première page de la thèse du jeune vacci-nomane. Du temps de Montaigne, écrit de sa plume, qui eût pu en douter?

Aujourd'hui c'est différent : l'abus qui a été fait de cette profession de foi est cause que la première idée qu'elle inspire, celle qui n'aurait pas tout d'abord frappé, c'est le contraire, c'est le doute.

En effet, lorsqu'on ne pense pas à écrire autre chose que la vérité, qu'est-il nécessaire de prévenir que l'on n'est pas dans l'intention de la dissimuler? L'honnête homme a-t-il besoin de se faire donner des certificats constatant sa probité ? Est-il utile qu'une femme ver-tueuse soit constamment munie de certificats attestant sa bonne conduite? Non, généralement ce ne sont pas celles qui se conduisent bien qui se font donner de pareilles pièces, mais bien celles qui n'ont de la vertu que les de-hors.

C'est cependant, je l'avoue, moins par méfiance que pour rechercher les points sur lesquels j'allais me trouver

en dissidence avec le jeune candidat, que je voulus avec
la plus scrupuleuse attention prendre connaissance de son
argumentation.

Le docteur Verdé de Lisle, dans son livre de la *dégénérescence*[1], afin de prouver que le germe de la petite-
vérole est inné chez l'homme, cite un passage de Rhazès,
qui démontre que ceux qui ont prétendu que Galien
n'avait pas parlé de la petite-vérole, n'avaient pas
lu, ou avaient mal interprété cet auteur.

Rhazès, afin de bien faire connaître la nécessité de
la crise variolique, en donne la théorie suivante :

« Le corps de l'homme, dit-il, depuis l'instant de sa
« naissance jusqu'à sa vieillesse, tend toujours à la séche-
« resse. Ainsi, le sang des enfants sera plus abondant en
« humeurs que celui des jeunes gens, le sang de ceux-ci
« plus abondant que celui des vieillards, et il y aura en
« même temps beaucoup plus de chaleur.

« C'est ce que Galien nous a déjà enseigné dans un de
« ses commentaires sur les *aphorismes*, où il dit : la cha-
« leur chez les enfants surpasse en qualité celle des jeu-
« nes gens ; elle est d'une nature bien plus véhémente.

« C'est pourquoi le sang des enfants de premier âge res-
« semble à des sucs nouveaux, tels que le *moût* du raisin,
« qui n'ont pas encore éprouvé le mouvement de fermen-
« tation propre à leur donner une parfaite maturité ; ils
« n'ont pas encore été travaillés.

« Mais le sang des jeunes gens est semblable à des sucs
« qui ont déjà fermenté et qui sont dépouillés de tout ce
« qu'ils avaient d'étranger, de toutes les humeurs sur-

----

[1] De la *Dégénérescence physique et morale de l'espèce humaine
déterminée par la vaccine*. Paris, Charpentier, 1855.

« abondantes et superflues, comme un vin qui, ayant déjà
« fermenté, s'apaise et reste tranquille parce qu'il est
« fait.

« Le sang des vieillard, au contraire, ressemble à un
« vin vieux qui a perdu toute sa force et qui est sur le
« point de se glacer et de devenir aigre.

« La petite-vérole survient lorsque le sang fermente et
« qu'il se délivre de toutes les humeurs superflues, ce qui
« arrive dans le temps qu'il change de nature, qu'il passe
« d'un état à l'autre, c'est-à-dire lorsque le sang des en-
« fants, par la fermentation variolique, se convertit en
« sang de jeunes gens, qui ressemble à un vin en matu-
« rité ; ainsi on doit comparer la fermentation de la pe-
« tite-vérole à celle du moût qui fermente et bouillonne
« pour se convertir en vin.

« C'est pour cette raison que les enfants, *surtout mâles* [1],
« ne peuvent point échapper au développement de la
« petite-vérole, puisque le changement du sang du pre-
« mier au second état est inévitable.

« Il arrive rarement que le tempérament des enfants
« soit tel, qu'il soit possible que ce changement du pre-
« mier au second état, se passe peu à peu, insensiblement,
« au point que l'effervescence ne soit pas impétueuse et
« sensible ; cela ne peut arriver qu'aux tempéraments
« froids et secs. Mais celui des enfants est entièrement
« contraire à cet état, ainsi que leur régime qui ne con-
« siste que dans le lait.

« Il en est de même de ceux de la seconde enfance ;

---

[1] Cette remarque de Rhazès est fort curieuse, et elle coïncide avec ce
fait remarquable, que c'est particulièrement chez les jeunes gens que le
vaccin a augmenté d'une manière effrayante les chances de mort.

« quoique leur nourriture soit différente, elle approche
« plus de la première que celle des autres hommes ; le
« mélange des aliments est plus intime, le mouvement
« de la digestion plus considérable ; *c'est pour toutes ces*
« *raisons qu'il est rare qu'un enfant soit exempt de la pe-*
« *tite-vérole.* »

Il est impossible, je crois, de trouver une comparaison
plus ingénieuse ; en effet, le rapprochement entre le règne
végétal et le règne animal peut se poursuivre et se compléter
par les rapports qui se remarquent entre l'existence même
de la plante et la vie physiologique de l'espèce humaine.

Le jeune candidat ne nie cependant pas complètement
que Galien ait parlé de la petite vérole, seulement il dit
que les diverses descriptions où les traducteurs arabes ont
cru reconnaître cette affection « sont où les *tubercules au*
« *visage* ou les *charbons érysipélateux qui rongent la peau,* »
et il ajoute : « Le passage qui se prête le mieux à l'opi-
« nion de M. Verdé de Lisle est celui qui est tiré du IX\
« livre de *Usu partium;* mais nous allons voir qu'il n'a
« pas la signification qu'on lui attribue.

« *Alterum vero quod collecta hæc excrementa tandem*
« *computrescunt, eoque modo acriora simul ac calidiora*
« *tandem reddita, inflammationes, erysipelata, herpetas,*
« *carbunculosque, febres innumerabilemque aliorum mor-*
« *borum turbam exsuscitant. (Gal.,* libr. I, *classis prima;*
« lib. IX, *De usu partium,* p. 171, *Venetiis,* 1625.) C'est
« sans doute, ajoute le jeune critique le mot grec *eresi-*
« *pelas,* qui a été traduit en arabe par celui de *Godari,*
« qui signifie *variole* en cette langue, qui a induit Rhazès
« en erreur. »

Cette rectification d'une erreur de Rhazès est peut-être
un peu hardie de la part d'un candidat en médecine :

oser, dans une thèse, attaquer le savant auteur arabe, celui des médecins anciens qui nous a donné le meilleur traité de la petite-vérole ; cette prétention aurait pu être considérée comme une outrecuidance si elle n'avait pas eu pour but la défense du vaccin, mais pour soutenir une cause aussi difficile, on doit être forcé de torturer les auteurs les plus vénérés, et particulièrement ceux qui nous ont transmis la lumière la plus brillante sur la petite-vérole. Le jeune vaccinomane a donc, en cela, suivi la marche mise en usage à l'époque de l'introduction de l'inoculation.

C'est, au reste, avec ces arguments qu'on était parvenu à persuader que la petite-vérole n'était pas une crise naturelle, et que le germe de cette maladie n'était pas *inné* chez l'homme.

Cette thèse, trop longtemps soutenue, que les médecins grecs ne connaissaient pas la petite-vérole, avait pour but de prouver qu'on pouvait, sans crainte d'accidents consécutifs, chercher à s'en préserver par tous les moyens artificiels.

Puis, peu conséquent avec ce qu'il vient de dire, il ajoute immédiatement, comme s'il considérait les traces de la variole comme un type de beauté : « Si la variole eût « régné alors, je soutiens qu'on trouverait chez eux des « vestiges de la guerre acharnée qu'ils auraient livrée à « un fléau qui leur aurait ravi ce bien précieux, que « Platon plaçait comme le plus grand après la vertu, cette « beauté à laquelle ils attachaient tant de prix. » Voilà les arguments donnés par les vaccinomanes !

Ils pensent prouver que les Grecs ne connaissaient pas la petite-vérole, parce que leurs chefs-d'œuvre artistiques n'en portent pas de traces.

Il est bien évident que l'artiste, qui cherche partout le beau idéal, détourne ses yeux et ne reproduit pas les difformités. Ce goût a été de tous les siècles, cet argument ne devait donc pas être invoqué. Car, que dirait-on aujourd'hui d'un logicien qui, voulant nier la *Cour des Miracles*, dirait, voyez les statuaires de l'époque, ont-ils représenté un seul boiteux?

Est-il aujourd'hui un statuaire ou un peintre qui, exécutant un marbre ou une toile artistique, irait y représenter les marques de la petite-vérole que porterait son modèle? Et pourquoi, avec une telle argumentation, ne dirait-on pas aussi que toutes les femmes grecques étaient impubères, et n'essaierait-on pas à le prouver, en disant que, dans tous les chefs-d'œuvre des statuaires, les parties naturelles ne sont pas ornées de ce signe principal de la puberté?

Maintenant, si le jeune candidat ne veut pas reconnaître la petite-vérole dans le passage de Galien, cité par lui-même, il n'a encore qu'à faire une autre supposition, c'est que les *tubercules au visage*, les *charbons érysipélateux qui rongent le cuir de la face*, dont parlent les médecins grecs, ont été remplacés depuis par la petite-vérole, seule éruption qui jouisse aujourd'hui du triste privilége de laisser à la peau du visage des traces indélébiles [1]?

Ce nom de tubercules ou d'érysipèles charbonneux avait, sans doute chez les Grecs, été donné à la petite-vérole, à cause de l'inflammation érysipélateuse qui cerne les pustules ou tubercules, et dont la matière corrode et

---

[1] Pline conseille un topique pour empêcher les cicatrices que ces éruptions laissent au visage.

brûle la partie qui en est le siége, et aussi à cause de la couleur noire qu'ont ordinairement les croûtes des pustules
varioliques dans les pays chauds.

« N'est-il pas surprenant, dit le jeune candidat, que
« chez les Romains, qui, presque toujours, joignaient à
« leur nom une épithète ayant trait souvent à une infir-
« mité, on ne rencontre dans les auteurs aucun surnom
« tiré de ces empreintes? »

Cela est vrai. Je crois, qu'il serait impossible aux vaccinophobes de citer un seul Romain du nom de *Variolatus!*

« Je sais, ajoute le jeune vaccinomane, qu'on a voulu
« appliquer à l'éruption variolique certaines phrases des
« écrits d'Hippocrate. » Puis, citant précisément un des
passages qui donnent le démenti le plus formel à ceux qui
ont prétendu que le plus grand génie de la médecine n'a-
vait pas fait mention de la petite-vérole, il dit : « Il faut
« de la bonne volonté pour la reconnaître dans l'apho-
« risme 20 de la 3ᵉ section, dont voici le texte latin :

« *Vere etenim furores et atrabiles, et morbi comitiales, et*
« *profluvia sanguinis et anginæ et gravedines, et rauce-*
« *dines, et lepres et tussus, et impetigines, et vitiligines, et*
« *pustulæ ulcerosæ plurimæ et tubercula et articulorum do-*
« *lores.* »

Notre jeune candidat, n'acceptant pas, comme appar-
tenant à la petite-vérole, ce passage d'Hippocrate n'aurait
pas dû se borner à nier; il aurait dû dire quelle affection
cet auteur avait voulu désigner dans ce chapitre, il aurait
évité ainsi aux vaccinophobes l'avantage qu'il leur laisse,
lorsqu'il se contente de dire « que ce passage est vague,
« et qu'il faut le torturer à plaisir, pour reconnaître la
« variole. »

Pourquoi n'a-t-il pas aussi cherché à démontrer que

Pline n'avait pas non plus fait mention de la petite-vérole,
et que les topiques qu'il conseille pour les cicatrices lais-
sées au visage par les pustules s'appliquent à une autre
affection.

Quant à la fable ridicule répétée avec tant de bonhomie
dans tous les traités de vaccine, de la manière dont la
petite-vérole nous a été transmise par les Sarrazins,
et qui cherche à nous persuader que cette maladie est un
des déplorables trophées pris aux infidèles à l'époque de
notre guerre, cet argument ridicule qui fait la base du
système de défense des vaccinomanes contre le germe
inné, elle ne vaut réellement pas la peine d'être réfutée.
Nous dirons seulement que l'auteur de ce joli conte arabe,
pour donner plus d'intérêt, plus de piquant, plus d'ap-
parence de vérité à son invention, et surtout afin de mieux
fortifier sa narration par un argument logique, aurait
dû dire que c'est de la même source que sont venues
aux moutons la clavelée, aux chevaux leur gourme, aux
chiens leur maladie, aux singes leur petite-vérole, etc.,etc.,
et qu'au même principe est dû cette grande crise naturelle
d'épuration propre au jeune âge chez la plupart des animaux, et qui répond chez tous à la petite-vérole de
l'homme.

Quant aux livres indiens et chinois qu'on invoque pour
établir que la petite-vérole est aussi vieille que le monde,
« ils ne prouvent qu'une chose, dit le jeune candidat,
« *c'est qu'elle règne depuis longtemps dans ces pays!* (c'est
« évident), mais on n'a pas le droit d'en conclure qu'elle
« sévit dans le reste du monde depuis la même épo-
« que! »

Soyez donc au moins conséquent avec vous-même,
M. Bertin, continuez votre système et niez les livres in-

dieus, niez les livres chinois, comme vous avez nié les auteurs grecs, puisque vous venez de dire à l'instant que la petite-vérole n'existait pas dans l'antiquité, parce qu'on n'en trouvait aucune trace à Rome ni chez les Athéniens, et que vous ne voulez pas accepter ce que disent de cette maladie Hippocrate et Galien. (Il est vrai qu'on pourrait vous répondre encore ; mais est-ce qu'il n'y avait pas d'autres peuples que les Romains et les Grecs?)

Car, puisque vous reconnaissez son antiquité, dans les livres indiens et chinois, et que vous prétendez, avec la plupart des traités de vaccine, qu'elle nous vient des Sarrazins, que ceux-ci la tenaient de leurs chevaux, ce serait donc alors les Indiens ou les Chinois qui l'auraient transmise aux chevaux des Sarrazins?

S'efforçant toujours de combattre le germe inné, notre jeune candidat fait la citation suivante.

Pierre, martyr, ayant écrit dans la relation qu'il fit des audacieuses expéditions qui illustrèrent le quinzième siècle, s'exprime ainsi :

« Les Espagnols cesseront, au premier jour, de ramas-
« ser de l'or dans leur nouveau pays quoiqu'il en four-
« nisse, faute d'hommes pour le recueillir; car ces misé-
« rables habitants, dont on s'est servi pour fouiller les
« entrailles de la terre, sont réduits à un très-petit nom-
« bre; les uns ont été décimés par la guerre, les autres
« par la faim, le reste est mort *de la petite-vérole ou de la*
« *rougeole*, maladies qui leur étaient encore inconnues
« en 1518 [1] et qui se répandirent parmi eux par conta-
« gion comme dans un troupeau de bêtes.

Cette version, qui a été répétée depuis par tous les his-

---

[1] Pierre, martyr, ne donne aucune espèce de preuve de ce qu'il avance.

toriens qui ont écrit sur l'Amérique, a servi d'évangile ou d'article de foi aux inoculateurs d'abord, aux vaccinateurs ensuite.

C'est particulièrement, encore aujourd'hui, sur cette narration, dont notre candidat cite le passage tout au long, qu'il s'appuie pour nier le germe inné; il fait précéder ce passage de la réflexion suivante :

« Si nous ne pouvons désigner d'une manière certaine
« l'année de la première apparition de la petite-vérole en
« Europe, nous pouvons du moins donner des *dates posi-*
« *tives* pour le Nouveau-Monde. »

Ainsi, voilà un fait légèrement avancé par un martyr historien, qui n'est pas médecin, qui n'affirme rien de positif, puisqu'il dit que ces malheureux mouraient de la petite-vérole *ou* de la rougeole, et c'est sur un ouï-dire aussi légèrement écrit, aussi peu concluant qu'*au dix-neuvième siècle on vient affirmer* un conte dont il a été fait abus, non-seulement par les inoculateurs, mais aussi par les vaccinateurs, qui en ont si adroitement et si long-temps tiré parti.

Le moindre raisonnement pouvait détruire cette fable. En effet, c'est après plusieurs mois de navigation que la petite-vérole se déclara sur le navire ; or, on n'avait touché aucune terre, si ce n'est celle du Mexique, qui, au dire du martyr, était vierge de la petite-vérole. C'est donc *spontanément et d'une manière naturelle que cette maladie s'est développée sur les hommes de l'équipage, ce qui est alors une preuve de plus du germe inné.*

Quant au prétendu manuscrit trouvé dans la cathédrale de *Quito,* dont parlent Dézoteux et Valentin dans leur traité de l'inoculation, et qu'on mentionne encore de temps à autre dans les livres de vaccine comme un fait avéré, depuis longtemps déjà, on en a fait justice.

Notre jeune confrère a encore la faiblesse d'ajouter foi à des contes de la même force, car il ne craint pas de rappeler, après les autres, « qu'à Boston, dans l'État de Mas-« sachusets, la petite-vérole commença en 1649 ! que dans « la Caroline du sud, elle fit sa première apparition en « 1738 ! et qu'elle pénétra au Kamstchatka en 1667 ! » Disons cependant que le jeune vaccinomane n'ose pas affirmer ces assertions, trop faciles à réfuter, et qu'il renvoie le lecteur qui veut s'en assurer à l'*Histoire natu-relle du Groënland* d'Anderson, et à l'*Expédition de la Peyrouse*. « Au Groënland, ajoute-t-il, elle fut introduite « par un naturel, qui l'avait contractée au Danemark en « 1733. »

On peut apprécier la valeur de ces citations par les livres où on les a puisées. En effet, c'est dans des livres de naturalistes ou de voyageurs, et non pas de médecins ayant accompli des recherches scientifiques sérieuses, que ces faits sont avancés ; vinrent ensuite les compilateurs, qui affirmèrent ; et enfin, de nos jours, si, on laissait passer sous silence de pareils contes, sans protester, tous les candidats en médecine viendraient les exhumer encore pour les remettre en circulation.

Quant à l'histoire du manuscrit de *Quito*, on en accusa Lacondamine. Or, comme on le sait, c'est à cet homme célèbre et à Voltaire qu'on doit en grande partie l'introduction de l'inoculation en France ; on doit donc lui pardonner cette historiette en faveur de l'intention.

Lacondamine, de même que Voltaire, connaissait assez bien les hommes, pour savoir que c'est en frappant leur imagination qu'on parvient à les persuader : or, comme le plus grand obstacle pour arriver à leur but, était alors la réputation trop bien établie du *germe inné*, et par conséquent de la nécessité de la variole, il fallait prouver le contraire : *l'histoire du manuscrit de la cathédrale de Quito*, sortit du cerveau de Lacondamine, juste à point pour vaincre la résistance et lui faire gagner sa cause.

Ce fut dans le même but, c'est-à-dire afin d'effrayer ceux qui hésitaient encore à se faire vacciner que Dézoteux et Valentin s'empressèrent d'exhumer et d'exploiter ce conte qui avait si bien réussi à Lacondamine.

« Puisque, dit en terminant notre jeune vaccino-
« mane, les anciens ne connaissaient pas la petite-vé-
« role, puisqu'au dix-septième siècle une foule de pays
« en étaient exempts, puisqu'avant la découverte de Jen-
« ner, quelques hommes privilégiés n'en étaient jamais
« atteints, et parvenaient cependant à un âge avancé, on
« peut conclure que cette maladie n'est pas la consé-
« quence d'un germe inné à l'espèce humaine, et qu'elle
« n'est pas une crise nécessaire par laquelle les popula-
« tions doivent passer sous peine de dégénérescence. »
Telle est la conclusion que le jeune candidat cherche à tirer de son échafaudage contradictoire.

Il est vrai qu'on doit lui savoir bon gré, de n'avoir pas poussé plus haut ses recherches, puisqu'il aurait pu encore argumenter ainsi : Adam et Ève, qui vivaient dans un certain climat 4,963 ans avant Jésus-Christ, n'ont pas eu le choléra, donc leurs descendants, vivant vingt-trois siècles après eux dans des conditions tout autres, ne l'auront pas non plus !

Après s'être fatigué à fournir des preuves aussi illu-
soires, des faits aussi invraisemblables et des arguments

aussi illogiques, notre jeune docteur, au lieu de conclure, ajoute franchement :

« *Je ne chercherai pas le lieu de la naissance de la petite-*
« *vérole, cette question est obscure et restera probablement*
« *toujours dans le doute!!* »

CHAPITRE III.

DE LA FIÈVRE TYPHOÏDE DES VACCINOMANES OU VARIOLE INTERNE MÉSENTÉRIQUE DES VACCINOPHOBES.

En abordant un sujet aussi vaste, aussi intéressant que la *variole interne*, appelée *fièvre typhoïde* par les vaccinomanes ; nous n'avons pas eu l'intention de traiter cette question d'une manière complète.

Cette affection a depuis plusieurs années, donné lieu à trop de savants traités, à trop de discussions intéressantes pour n'être pas aujourd'hui parfaitement connue de tous les praticiens.

Notre but dans ce chapitre est seulement d'essayer à prouver tant par l'identité des symptômes de cette affection avec la petite-vérole, que par les manifestations morbides qui se font du côté de la surface cutanée et des résultats pathologiques dont les intestins sont le siége,

Que la *fièvre typhoïde* des vaccinomanes ou *variole interne mésentérique* des vaccinophobes, n'est bien qu'une seule et même affection, c'est-à-dire une *rétrocession variolique.*

Après la question du germe inné de la petite-vérole : vient celle de la variole interne mésentérique, l'argument le plus puissant contre le vaccin, celui que les vaccinomanes cherchent depuis trop longtemps à combattre et dont la vérité vient enfin d'être si bien démontrée dans les précieux mémoires que la médecine militaire, représentée par les docteurs Baudens et Godellier, ont récemment communiqués aux Académies des Sciences et de Médecine; mémoires dans lesquels ces honorables savants donnent les résultats des recherches qu'ils ont été à même de faire sur une grande échelle dans la dernière guerre de Crimée.

Il est désormais impossible, d'après ces précieux travaux, de soutenir encore l'identité du typhus et de la variole interne mésentérique, comme on avait jusqu'à présent toujours cherché à le faire, identité qui a servi si longtemps d'arme à la défense du vaccin [1].

Nous dirons, toutefois qu'il est certain, et personne n'a jamais nié, que la variole interne mésentérique n'ait existé de tout temps; mais, comme elle était excessivement rare autrefois, elle n'avait pas été distinguée du typhus, ni de la fièvre putride ou adynamique, avec laquelle on la confondait. Broussais l'a reconnue l'un des premiers sans toutefois en déterminer la cause.

Mais, disent illogiquement les vaccinomanes, puisque vous reconnaissez que cette maladie a existé de toute antiquité, ce n'est donc pas le vaccin qui détermine la fièvre typhoïde?

Nous répondrons : nous acceptons volontiers la théorie donnée par le docteur Verdé de Lisle, c'est-à-dire que le vaccin, en exerçant son action exclusivement sur la peau, emprisonne à l'intérieur la matière tuberculo-vario-

---

[1] Jusqu'au moment de cette publication les vaccinomanes avaient toujours roulu confondre *la variole interne mésentérique* avec la maladie que les anciens pyrétologistes ont appelée *fièvre maligne, putride, toxique, adynamique, et* enfin de nos jours *fièvre typhoïde.*

lique : cette matière ne pouvant alors faire éruption à la surface cutanée, est reportée sur la muqueuse intestinale, où elle se développe sous la forme de *variole interne mésentérique.*

Cette vérité, que les vaccinophobes avaient toujours soutenue, est devenue bien plus incontestable depuis que la médecine militaire est venue en donner des preuves nombreuses et irréfragables.

Aujourd'hui il est évident pour tous, que la variole interne est 99 fois sur 100 la conséquence directe de l'action du vaccin sur la peau; de là, l'explication toute naturelle de ces innombrables épidémies de fièvres typhoïdes dont les rapports multipliés ne manquent jamais, chaque semaine, d'assaillir le bureau de M. le président de l'Académie de médecine de Paris.

Il est vrai, que les membres du docte corps, ne s'en inquiètent jamais, ils se contentent de renvoyer purement et simplement ces pièces à la commission chargée spécialement de les conserver, et de faire des rapports qui n'arrivent jamais, et, à partir de ce jour, tous ces intéressants travaux doivent sans aucun doute être placés avec les mémoires des vaccinophobes dans la case intitulée :

Requiescant in pace...

Il n'en est plus question !

C'est, depuis cinquante ans, toujours avec le même prétexte *de ne pas ébranler la confiance populaire* dans la grande question du vaccin qu'on continue à laisser ainsi envahir un fléau cent fois plus grand, plus funeste et plus redoutable pour l'humanité que celui qu'on prétend combattre et détruire avec le spécifique de Jenner.

Maintenant, que nous savons comment se fait la répercussion de la variole, il reste évident que si, par une cir-

constance autre que le vaccin, la peau est devenue telle
que la matière *tuberculo-variolique* ne puisse faire éruption
et être éliminée, c'est à l'intérieur, sur les intestins, que
les pustules viendront se développer. Ce fait ne peut plus
être contesté ; seulement, comme ces cas étaient très-rares
autrefois, il n'est pas extraordinaire qu'on les aient
longtemps confondus avec le typhus ; mais ils se sont tellement multipliés de nos jours, ils sont devenus si com-
muns depuis la vaccine, qu'aujourd'hui c'est vingt épidémies de variole interne contre une de variole externe,
qui ont lieu sur toutes les parties du globe où la vaccine
est répandue.

Si l'on veut vérifier l'exactitude de ce fait, on verra
que, dans les pays les moins envahis par la vaccine, les
fièvres typhoïdes sont excessivement rares [1].

Le jeune candidat, malgré les précieux travaux de
MM. Baudens et Godellier, essaie pourtant encore de prouver que la fièvre typhoïde a toujours été ce qu'elle est de
nos jours, et que le nom seul a changé suivant les divers
systèmes régnant en médecine ; « mais qu'importe, dit-
« il, si tous ces noms différents ne servent qu'à dési-
« gner une seule et même affection ! »

Puis, toujours dans le but de combattre l'identité de la
variole externe et de la variole interne, il établit le parallèle suivant :

[1] Le D' Vidal, qui fut en 1829, l'un des premiers propagateurs de la
vaccine à Guanajuato (Mexique), a constaté un fait des plus curieux et des
plus intéressants.

C'est que les fièvres typhoïdes, les affections scrophuleuses et tuberculeuses qui étaient fort rares dans ce pays lors de son arrivée, y
sont, depuis l'introduction de la vaccine, devenues très-communes.

Cependant on ne compte guère dans cette ville, nous-a-t-il affirmé,
que la moitié environ de sujets vaccinés.

« Si la fièvre typhoïde, dit-il, n'est pas une maladie
« nouvelle, comme nous venons de le prouver, voyons
« si elle ne serait pas une manière d'être de la variole et
« si les deux affections ne seraient pas identiques, ainsi
« qu'on a voulu le démontrer?

« *Il existe entre elles quelques analogies qui, au premier*
« *abord, peuvent en imposer*, mais, dans sa symptomolo-
« gie, la dothinenterie possède une foule de points de
« contact avec de nombreuses maladies, et on ne peut ce-
« pendant la confondre avec celle-ci.

« Elle présente des pétéchies, des ecchymoses, des hé-
« morrhagies comme la fièvre jaune, le scorbut, la morve
« et les affections charbonneuses. Elle produit des morti-
« fications, des gangrènes de même que la fièvre puer-
« puérale et la morve. Elle offre des râles sibilants et tous
« les signes de l'engouement pulmonaire. La rate est con-
« gestionnée, comme dans les fièvres intermittentes. On
« remarque des troubles nerveux, comme dans les mala-
« dies proprement dites du système cérébro-spinal.

« La fièvre typhoïde est la synthèse de presque toutes
« les maladies de l'homme ou de la plupart de leurs
« symptômes : *elle est comme la représentation sur un seul*
« *sujet, des principaux accidents de cadre nosologique ; elle*
« *emprunte à chaque affection quelque trouble qui figure*
« *dans la symptomatologie ou dans l'histoire de ses lésions.*
« *Les grandes modalités nosologiques ont presque toutes chez*
« *elles un désordre ou un symptôme qui la représente.* »

Cette perturbation du travail éliminatoire variolique,
déterminée par le vaccin, si bien décrite et si exacte que
notre jeune confrère a empruntée au *Compendium de médecine*, t. viij, p. 270, ne devrait-elle pas à elle seule, au
contraire, suffire pour démontrer l'identité des deux

affections, non-seulement à tous les médecins impartiaux, mais encore à tous ceux chez lesquels la *vaccinomanie* n'est pas encore passée à l'état chronique?

Puis, avec naïveté, le jeune candidat ajoute : Cette « idée n'est pas nouvelle; elle fut émise par Willis, « en 1664, et par Lecat, à Rouen, en 1763. Ce dernier « observa une maladie, qui est celle dont il s'agit, à la-« quelle il donne le nom significatif de *petite-vérole gan-« gréneuse mésentérique !* Ainsi, *en admettant la dothinen-« terie comme le mode interne de variole,* nous voyons que « la vaccine ne pourrait être mise en cause; puisque cette « théorie est antérieure aux travaux de Jenner ! » C'est, de la part du jeune vaccinomane, un aveu sincère assez important.

Nous ne contestons pas à Lecat le mérite d'avoir su distinguer l'un des premiers l'identité de la variole externe et de la variole interne mésentérique, mais nous constatons en ce moment, que si l'on cherche encore aujourd'hui à nier cette vérité, c'est exclusivement dans l'espérance de prolonger l'existence du vaccin.

Notre jeune confrère vient de se blesser avec l'arme dont il a fait usage; car, après avoir constaté d'une manière aussi positive qu'avant la vaccine, on avait déjà observé des varioles internes, et avoir conclu de ce fait que ce n'est pas le vaccin qui détermine cette rétroversion de l'éruption variolique, il ne peut plus nier l'identité des deux affections, et pour montrer toute la part qu'à prise la vaccine dans le changement de forme de la variole, il n'est besoin désormais que de comparer le chiffre de ces maladies avant et depuis la vaccine.

A quoi bon alors si ce n'est pour augmenter le volume de sa thèse, continuer sa dissertation, à quoi bon venir dire qu'il ne suffit pas d'avancer que deux maladies sont identiques?

Qu'il faut des preuves, que celles-ci doivent être tirées des symptômes, de la marche, des lésions et des affections que l'on compare?

« Nous avons, dit-il, passé en revue attentivement ces
« divers phénomènes, et moins heureux que nos adver-
« saires, nous avons trouvé partout, au lieu de ressem-
« blance, des différences caractéristiques.

« *Il y a éruption dans les deux cas*, c'est vrai; mais là
« s'arrête l'analogie.

« L'exanthème varioleux et l'exanthème typhoïde ont
« chacun des caractères très-tranchés.

« Je sais qu'on pourra m'objecter que la peau subit
« l'influence de l'atmosphère, tandis que la surface du
« tube intestinal n'est pas exposée à l'air et à la lumière,
« ce qui peut modifier la forme de l'éruption; mais cette
« objection *n'a qu'une valeur apparente*. Alléguera-t-on
« la différence qui existe entre la composition des mu-
« queuses et celle de l'enveloppe cutanée? Mais on
« trouve souvent des pustules dans l'intérieur de la bou-
« che, dans le pharynx, l'œsophage, le rectum même : et
« si elles sont légèrement modifiées, elles n'en conservent
« pas moins tous leurs *caractères fondamentaux*.

« Chaussier, en disséquant une femme, morte le qua-
« trième jour de l'éruption d'une variole confluente,
« trouva dans le larynx et la trachée un grand nombre de
« boutons semblables pour la forme et le volume à ceux
« qui existaient sur la peau; il en existait aussi au com-
« mencement de l'œsophage.

« Ainsi, soit au contact de l'air, soit soustraite à son

« influence, sur la peau ou les muqueuses, l'éruption
« variolique conserve ses signes distinctifs. »

Nous ferons observer à notre jeune confrère que les pustules dont il vient d'être parlé et qui se trouvent dans le
larynx et la trachée artère, sont une chose assez commune
que nous avons rencontrée bien souvent ; il aurait même
pu ajouter que ces pustules, en obstruant les voies
aériennes, déterminent souvent la mort des sujets par suffo-
cation ou asphyxie; seulement, elles ne sont pas à l'abri du
contact de l'air comme il l'affirme, sans doute, dans le
but d'expliquer la non-identité des pustules de la peau
avec les pustules internes.

Du reste, toutes ces branches, auxquelles MM. les vaccinomanes cherchent encore à se rattraper, sont tellement
fragiles, que nous ne prendrons pas la peine de les leur
enlever; car la pauvreté de leurs moyens montre assez que
leur cause est perdue, et si nous avons exposé cette argumentation, c'était seulement pour montrer que la vaccinomanie aux abois n'a réellement plus pour défendre sa
thèse que des théories impossibles.

La preuve la plus évidente de l'identité de la petite-vérole avec la fièvre typhoïde, celle que tous les praticiens
ont été à même d'observer, ce sont ces cas de petites-
véroles dans lesquels, du second ou au troisième jour de
l'éruption, sous l'influence d'une cause externe ou d'une
vive émotion, on voit disparaître les pustules et la maladie
se terminer instantanément par une variole interne mésentérique ; la première forme de la maladie laissant
toutefois à la peau, aux places marquées par le rudiment
des pustules, les taches *dites rosées lenticulaires*, signe
pathognomonique de la fièvre typhoïde.

Nous avons recueilli plusieurs de ces observations et

nous avons vu aussi parfois l'affection débuter par des
symptômes typhoïdes, et, du quatrième au cinquième
jour, se convertir en variole normale. Les faits sont là, et
il n'est pas un praticien qui, dans sa clientèle, n'ait été à
même d'observer des cas semblables ; il est donc vraiment incroyable qu'on cherche encore aujourd'hui à nier
l'évidence et à combattre des faits et des chiffres par des
théories tellement faibles, tellement naïves, qu'elles sont
réellement la condamnation la plus manifeste de la cause
qu'elles ont la prétention de défendre.

Le jeune vaccinomane essaie de prouver par l'anatomie
pathologique, qu'il n'y a pas identité d'affection : voici la
description anatomique des pustules, telle qu'il nous la
donne ; nous allons voir qu'elle se trouve être encore contraire à sa thèse.

« Il est complètement inexact, dit-il, de soutenir, comme
« on l'a fait, que les pustules cutanées et les pustules in-
« testinales diffèrent seulement par la nature de leur épi-
« thelium. Dans les plaques de Payer altérées, on ren-
« contre une *substance particulière*, caractéristique, que
« l'on ne peut confondre avec d'autres productions mor-
« bides que les micographes ont décrite et qu'ils ont
« nommée *matière typhique*[1].

---

[1] Cette matière, d'après la théorie du docteur Verdé-Delisle, serait
la matière tuberculeuse, dissoute et en voie d'élimination par l'action
fébrile de la fermentation variolique. Arrivée à la peau, rencontrant les
extrémités des conduits éliminatoires oblitérés par l'action du vaccin
sans pouvoir vaincre cet obstacle, cette matière est reportée vers l'intestin, où on la retrouve déposée dans les plaques de Payer sous forme
de granulations tuberculeuses.

Les taches rosées lenticulaires, selon M. Verdé-Delisle, ne seraient que
les traces des derniers efforts de la nature ; elles indiqueraient les points
qui eussent dû être occupés par les pustules varioliques.

« Si l'on fait une coupe des plaques de Payer ou des
« follicules isolés tuméfiés, ajoute-t-il, on trouve succes-
« sivement :

« 1° La muqueuse encore saine et peu altérée ;

« 2° Au-dessous, la *matière typhique (tuberculeuse)* ;

« 3° Le tissu cellulaire et la couche musculaire.

« La *matière typhique* se compose de :

« 1° Une *matière amorphe, remarquable par le grand
« nombre de granulations inoculaires fines et foncées dont elle
« est pourvue ;*

« 2° Corpuscules typhiques, corps polyédriques à
« angles mousses, à contours assez foncés, mais peu ré-
« guliers ; ils ont un diamètre de 9 millièmes de milli-
« mètre ;

« 3° Cellules typhiques ; elles sont moins nombreuses que
« les corpuscules précédents ; elles offrent deux variétés :
« la variété *cellule*, et la variété *noyau libre*. Les cellules
« sont sphériques et ovoïdes ; leur diamètre est de 18 à
« 20 millièmes de millimètre? Les *noyaux libres* sont gé-
« néralement sphériques, *ils sont larges de 4 à 5 millièmes
« de millimètre ; ils sont pourvus de fines granulations nom-
« breuses distribuées uniformément. L'acide acétique ne les
« attaque pas du tout.* »

Cette description microscopique du corpuscule typhique, donnée par le jeune candidat, est d'une parfaite
exactitude. Cette substance n'est donc évidemment que la
matière *tuberculo-variolique* répercutée.

La forme granuleuse qu'affecte cette matière peut être
expliquée ainsi : La matière tuberculo-variolique convertie par la fermentation variolique en une substance
fluide doit nécessairement prendre le diamètre et la forme
des conduits qui l'ont amenée dans les plaques de Payer ;

puis, comme les mouvements de la circulation dans ces conduits doit, selon l'ordre de nature, observer la même régularité que dans la circulation capillaire; il en résulte que chaque molécule, au fur et à mesure qu'elle est déposée sur l'intestin, doit, en se concrétant, prendre une forme régulière du volume des conduits qui l'a transportée.

Telle est la théorie des phénomènes métastatiques émise par le docteur Verdé-Delisle. Si l'on veut la mettre en parallèle avec les différentes théories émises jusqu'à ce jour, on pourra juger qu'elle est la moins hypothétique.

Parmi les nombreux changements qui surviennent soit dans le cours, soit vers la fin des maladies, il en est peu qui méritent plus d'attention de la part des praticiens, que la disparition presque subite, inopinée du mal, et son transport dans une partie plus ou moins éloignée de son siége primitif.

C'est particulièrement dans la petite-vérole que cette mutation, à laquelle les pathologistes ont donné le nom de *métastase*, est très-souvent observée; il faut donc apporter tous ses soins à la prévenir, sinon cet accident entraîne presque toujours avec lui les plus grands dangers.

La manière dont s'opère les métastases a été le sujet de beaucoup de systèmes parmi les médecins : les uns opposaient que les maladies étaient constamment produites par une matière qu'ils appelaient *morbifique*, et que cette matière, errant d'abord dans tout le corps, se fixait ensuite dans une partie quelconque, dont elle déterminait l'altération. Il pensait que, dans la métastase, la matière morbifique était absorbée, rentrait dans le torrent de la circulation, et, menaçant successivement tous les organes, se jetait enfin sur ceux qui lui offraient le moins de résistance.

Les autres qui ne voyaient que dans les maladies que des lésions des propriétés vitales, regardaient les mutations métastatiques comme ne consistant que dans le déplacement d'irritation, ne voulant pas accepter le principe d'aucun transport d'une matière morbifique, parce que rien, disaient-ils, ne pouvait physiquement leur démontrer l'existence de cette matière ; ils ne considéraient dès lors tout déplacement que comme une simple dérivation, appuyant leur opinion sur cet axiome :

Duobus doloribus in diversis partibus simul obortis vehementior obscurat alternum.

Parmi les premiers, les uns pensaient que l'absorption se faisait par les absorbants, et que le transport en avait lieu par les vaisseaux lymphatiques.

Les autres ont supposé que c'était par le moyen des veines que cette absorption et ce transport s'effectuaient et que, par conséquent, la matière morbifique devait exister toute formée dans le sang et circuler avec ce fluide dans toute l'économie jusqu'à ce qu'elle se fût fixée sur un organe quelconque. Enfin, une troisième opinion, celle qui nous paraît avoir le plus approché de la vérité et que partageait *Bordeu*, est que la matière morbifique circulait dans le tissu cellulaire, auquel cet auteur donne le nom de *tissu muqueux*, et qu'ainsi, par le moyen des communications qui existent entre les cellules de ce tissu, elle se rendait, de proche en proche, de l'organe qu'elle occupait d'abord à celui sur lequel elle se jetait ensuite.

Les partisans de l'absorption par les vaisseaux lymphatiques citaient à l'appui de leur opinion des observations faites sur les cadavres de divers sujets morts à la suite d'une longue suppuration, et dans le système lymphatique desquels ils avaient plus d'une fois constaté une matière purulente bien formée.

Il est évident, pour nous, que l'absorption des vaisseaux lymphatiques doit amener dans le tissu cellulaire muqueux cette matière tuberculo-variolique.

Enfin, l'opinion de Bordeu, soutenue très-habilement par des médecins célèbres, se trouve si bien en rapport avec un grand nombre des phénomènes qui s'observent dans la métastase variolico-typhoïde, qu'on ne saurait rejeter cette théorie sans une mauvaise foi évidente.

Cette répercussion, de la matière tuberculo-variolique qu'on retrouve sur l'intestin et dont la formation ne peut être expliquée d'aucune autre manière est un témoin physique, un corps de délit qui peut servir de preuve incontestable.

Une remarque qui a pu être faite par tous les praticiens vient encore témoigner en faveur de cette métastase et montrer au médecin le moment où la matière *tuberculo-variolique* vient d'envahir la muqueuse intestinale; c'est que *c'est précisément à l'instant où s'effacent les taches rosées lenticulaires que l'on voit apparaître les symptômes graves et sérieux du côté des intestins.*

C'est là un des principaux symptômes de la répercussion; c'est à ce moment que le ventre devient très-douloureux dans toute son étendue, que la prostration et la stupeur augmentent, que le pouls est plus fréquent, qu'il y a carfologie, tremblement continuel dans les membres, en un mot, qu'apparaissent tous les symptômes qui sont propres, en général, aux répercussions.

Les taches rosées lenticulaires qu'on doit considérer comme le symptôme pathognomonique de la fièvre typhoïde, de même que les pustules varioliques, n'ont pas de siége déterminé ; cette manifestation morbide peut se faire sur toute la surface de l'appareil cutané, mais les parties du corps où elles se développent suivant leur ordre de fréquence, sont : le ventre, la base et la partie antérieure de la poitrine, les parties postérieures du tronc, enfin les membres thoraciques et abdominaux.

L'époque de l'apparition des taches rosées lenticulaires a été un sujet de recherche de la part de M. le docteur Ed. Mercier. Ce jeune confrère, dans sa thèse inaugurale [1], a publié une statistique assez intéressante et qui peut servir de point de comparaison à celle de la variole externe.

Nous avons pensé que la reproduction de ce précieux travail pourrait faciliter l'étude de la question d'identité des deux affections.

ÉPOQUE D'APPARITION DES TACHES.

« Nous avons vu l'exanthème typhoïde se développer sous nos yeux sur 53 malades; chez les autres, il était déjà apparu avant l'entrée à l'hôpital, ou bien il a manqué.

« Il a paru au 6ᵉ jour chez 2 malades,

$$
\begin{array}{ccc}
7^e & — & 0 & — \\
8^e & — & 6 & — \\
9^e & — & 12 & — \\
10^e & — & 10 & — \\
11^e & — & 5 & — \\
12^e & — & 5 & — \\
13^e & — & 2 & — \\
14^e & — & 2 & — \\
\end{array}
$$

[1] Des phénomènes cutanés dans la fièvre typhoïde, 1856.

« Nous ne l'avons point vu apparaître avant le 6ᵉ jour ni après le 14ᵉ pour la première fois. Nous avons vu souvent des malades chez lesquels la première éruption avait complètement disparu, en avoir une nouvelle vers le 24ᵉ jour. Dans un cas, cette éruption secondaire n'a paru que le 33ᵉ jour ; elle a coïncidé avec une recrudescence marquée dans les symptômes de la maladie. Le tableau précédent, fait voir que c'est à la fin du premier ou au commencement du second septénaire qu'est survenue l'éruption typhoïde chez les sujets que nous avons observés. Parmi ces malades, 18 sont morts : 2 l'avaient présentée au 6ᵉ jour, 2 au 7ᵉ, 2 au 8ᵉ, 2 au 9ᵉ ; 4 au 10ᵉ, 3 au 11ᵉ, 2 au 12ᵉ, 1 enfin au 13ᵉ.

« En prenant la moyenne de ces 53 cas, nous trouvons que les taches sont apparues chez nos malades du 9ᵉ au 10ᵉ jour, deux jours plus tard environ que l'époque fixée par les auteurs pour leur apparition ; mais, outre que nous avons pu nous tromper dans quelques cas pour préciser le jour fixe du début de la maladie, nous n'avons guère tenu compte que des cas graves. Ce qui nous amène à conclure, contrairement à l'opinion de M. Louis, que l'éruption serait un peu plus tardive dans les cas graves que dans les cas légers.

« Quant à la durée des taches, elle est bien difficile à déterminer : d'abord, parce que l'éruption est successive, et ensuite, parce que beaucoup de malades meurent en la présentant encore.

« Nous allons donner le tableau de sa durée totale chez les 53 malades précédents.

Les taches ont duré   1 jour chez   1 malade.
—   3   —   1   —
—   4   —   1   —

Les taches ont duré 5 jours chez 2 malades.
—   6   —   6
—   7   —   8
—   8   —   8
—   9   —   14
—   9   —   7
—   11   —   2
—   12   —   4
—   14   —   1

« Les malades qui n'ont présenté l'éruption que pendant cinq jours au moins, sont morts alors qu'elle était encore très-apparente.

« Parmi ceux chez lesquels elle n'a duré que six jours, 2 sont morts en la présentant encore. En ne tenant pas compte de ces 7 cas, nous trouvons pour moyenne de la durée totale, huit jours.

« La tache rosée lenticulaire, considérée isolément, nous a paru durer cinq à six jours; sa résolution s'opère sans desquammation, en laissant pendant un ou deux jours une coloration un peu plus foncée de la peau sur le lieu qu'elle avait occupé.

« Nous avons remarqué plusieurs fois que l'éruption devenait plus abondante après un bain tiède, ou l'enveloppement du malade dans un linge mouillé d'eau froide.

« Nous avons cherché s'il serait possible d'établir une corrélation entre l'abondance des taches et la gravité de la maladie : nous ne sommes point arrivé à un résultat satisfaisant. En relisant nos observations, nous trouvons des cas dans lesquels l'affection a été légère avec des taches très-abondantes, et d'autres dans lesquels les malades sont morts n'en ayant présenté que très-peu. Par contre, nous en trouvons qui sont morts après une éruption très-abondante, et d'autres qui ont guéri sans en avoir, pour ainsi dire, présenté aucune trace. »

Enfin, M. Mercier a constaté que sur 97 malades dont il avait recueilli les observations, l'exanthème typhoïde n'avait manqué que dix fois ; 2 d'entre eux sont morts, dit-il, et l'autopsie est venue confirmer le diagnostique.

Notre jeune vaccinomane, cherchant toujours à établir la non-identité de la fièvre typhoïde et de la variole dit :
« Une des causes qui favorisent le plus le développement
« de la fièvre typhoïde est certainement le séjour dans un
« grand centre de population, et le travail au milieu d'un
« air confiné ; dans aucun cas, on n'a vu ces conditions
« engendrer la variole. »

Cette observation est juste : il est à remarquer que la petite-vérole a besoin, pour bien se développer, d'un air pur et du soleil ; c'est pour cette raison que M. Bousquet, bien qu'il ne soit pas, par sa position de vaccinateur officiel de l'Académie de médecine, grand partisan du germe inné, n'a pas pu s'empêcher, en admirant la marche régulière de la petite-vérole, de comparer cette crise à une espèce de floraison animale.

Il n'est donc pas extraordinaire, que les sujets placés dans de mauvaises conditions pour faciliter l'éruption ou floraison variolique, se trouvent dans les meilleures pour la faire avorter et la convertir en variole interne : c'est une preuve de plus que la *fièvre typhoïde est bien une répercussion de la variole externe.*

Un autre argument est mis en avant par le jeune candidat pour nier l'identité des deux affections, ce sont, les observations de fièvre typhoïde sur des sujets qui ont eu la petite-vérole, qu'ils aient été ou non vaccinés.

Ces observations de fièvre typhoïde sur des sujets variolés, bien qu'elles ne soient pas fréquentes, se rencontrent
cependant encore quelquefois.

Les vaccinomanes ne sachant plus de quelle batterie
faire feu pour défendre et soutenir encore leur déplorable
cause, ont pensé qu'ils pourraient, dans ce fait, trouver
un nouvel argument. Dans ces derniers temps, se préva-
lant de ces faits exceptionnels, ils ont dit : la preuve que
la variole externe n'a pas de rapport avec la fièvre typhoïde, c'est que chacune de ces maladies ne préserve
pas de l'autre!

Notre réponse à cette argumentation sera la même
que celle faite par le docteur Verdé-Delisle pour expliquer les récidives varioliques, c'est-à-dire que, si
pendant le cours de l'éruption variolique, soit par une
cause anti-hygiénique, soit par un obstacle à la surface
cutanée s'opposant à la sortie de l'éruption, soit enfin
par un régime trop rafraîchissant ou par un traitement anti-
phlogistique inopportun, le grand travail de la nature a
été interrompu avant que l'élimination de la matière variolique ait été complète, il est très-possible alors que ces
sujets, soumis plus tard à une influence variolique, soit
interne, soit externe, contractent une seconde fois cette
maladie, et que l'affection, qui aura été externe la première
fois, devienne interne la seconde par le fait même que les
premières cicatrices sont devenues un nouvel obstacle
à l'éruption.

Nous n'avons eu que deux fois, dans tout le cours de
notre pratique médicale, soit au Mexique, soit en France,
l'occasion de rencontrer des cas semblables. Chez le premier sujet, l'éruption avait été interrompue dans sa marche par un régime rafraîchissant et un traitement anti-

phlogistique trop énergique. Le second malade avait été traité de sa première variole par la méthode abortive.

Chez ces deux sujets, l'affection typhoïde ne présenta pas des symptômes d'une grande gravité.

M. Heurteloup cite un fait du même genre dans un mémoire qu'il a lu à la Société médicale des Hôpitaux de Paris, dans la séance du 24 octobre 1851.

M. Becquerel a également vu, dans le service de M. Serres qu'il remplaçait, un homme convalescent d'une fièvre typhoïde être pris d'une variole confluente.

M. Bouvier cite un cas semblable : c'est celui d'une jeune fille non vaccinée qui entra dans son service pour y être traitée d'une variole confluente. La malade était déjà arrivée à l'état de convalescence lorsqu'elle fut prise d'une fièvre typhoïde à laquelle elle faillit succomber.

C'est sur cette observation que le jeune candidat cherche à s'appuyer pour prouver la non-identité de la variole externe et de la variole interne; il dit :

« Si ces deux affections sont réellement de même na-
« ture, le fait antérieur d'une fièvre typhoïde doit, on ne
« peut le nier, préserver d'une variole consécutive. »

Nous répéterons à notre jeune confrère que lorsque le développement d'une variole externe ou d'une variole interne a été interrompu dans sa marche et qu'il n'y a eu qu'une demi-élimination de la matière tuberculo-variolique, il n'est pas extraordinaire que, sous l'une ou l'autre forme, une récidive en soit la conséquence. Nous lui ferons encore remarquer qu'il n'est pas très-heureux dans ses citations, puisque l'observation qu'il fournit à l'appui de sa thèse, loin d'être un argument en faveur de la cause qu'il veut défendre, est, au contraire, une preuve évidente de l'identité des deux affections.

Malheureusement encore, il ne se borne pas à cette simple citation, car page 32, il ajoute, que M. Barth avait été à même d'observer, un grand nombre de fois, des malades qui, dans la convalescence d'une fièvre typhoïde, ont été pris d'une éruption varioleuse plus ou moins intense, et que la Commission de vaccine de Lyon a publié des faits semblables.

Ces observations d'affections débutant par une variole typhoïde et se terminant par une variole externe et *vice versa*, ne sont pas très-rares; nous pourrions en citer plusieurs exemples que nous avons été à même de recueillir dans le cours de notre carrière; mais, comme ces pièces de conviction ne seraient d'aucune valeur aux yeux de MM. les vaccinomanes, nous avons pensé qu'en empruntant des preuves à leurs propres travaux, il leur deviendrait alors assez difficile d'employer leur arme ordinaire, la dénégation.

MM. Rilliet et Barthez ont publié l'observation suivante[1] :

PREMIÈRE OBSERVATION.

« Higret, âgé de six ans, bien portant le 18 mars, est pris le 10 de mal de ventre peu intense et de quelques envies de vomir. Cependant, il va encore à l'école et en revient le soir avec une douleur abdominale beaucoup plus vive; il n'avait pas eu de selles depuis deux jours; l'appétit était perdu. La nuit, il y eut de la fièvre avec chaleur, soif vive, plaintes continuelles. Il n'y eut pas d'épistaxis, pas de toux, pas de douleurs de côté, pas d'éruption.

« Aucune cause n'explique le développement de cette

[1] Voyez *Traité des maladies des enfants*, 2ᵉ édit., tome III, p. 37.

maladie. L'enfant bien vêtu, bien nourri, bien logé, n'a pas reçu de coups, n'a pas fait de chute. Il habite Paris depuis l'âge de vingt-deux mois, il est habituellement gai et bien portant ; non vacciné, il n'a eu ni la variole ni la rougeole.

« Nous le voyons le 23 mars au matin, au commencement du cinquième jour, à partir de l'apparition des premiers symptômes ; il a les yeux bleus, les cheveux blonds, la peau blanche, mais ses chairs sont fermes, et il est fort bien constitué.

« Sa peau est très-chaude, sans moiteur ni sécheresse ; le pouls est vibrant, régulier à 140 ; la respiration est à 28, égale, sans ampleur ni anxiété ; le decubitus est dorsal ; les yeux sont cernés, les narines légèrement dilatées, sèches et pulvérulentes ; les lèvres et les dents sèches, non croûteuses, les joues légèrement rosées ; les pupilles non dilatées sont contractiles ; l'expression générale du facies est l'abattement à un médiocre degré. Nous ne constatons pas d'éruption, pas de taches, pas de sudamina.

« La langue est humide, rose foncé à la pointe, grisâtre en arrière. L'haleine n'est pas fétide. L'abdomen est peu développé, souple ; ni le foie ni la rate ne débordent des côtes. On perçoit un léger gargouillement dans la fosse iliaque droite. Une pression assez forte sur l'abdomen ne détermine aucun cri ; mais l'enfant accuse spontanément des douleurs au niveau de l'ombilic. Pas de selles la veille ni le matin ; peu de soif. L'auscultation et la percussion ne fournissent que des signes négatifs. L'intelligence est nette, et l'enfant répond assez bien aux questions.

« On n'observe pas de symptômes cérébraux ; toutefois, pendant la dernière nuit l'enfant a été agité, il riait ou criait sans cause, et il a eu un peu de délire.

« *Au diagnostique, une fièvre typhoïde à son cinquième jour*, et l'on prescrit eau gommée, potion huileuse, cataplasmes émollients sur l'abdomen.

« Pendant la nuit l'enfant a plusieurs selles en dévoiement, il a poussé des cris violents, et le délire a été intense.

« Le matin du sixième jour, *la figure est légèrement colorée, les lèvres sont sèches, les dents un peu fuligineuses. L'enfant crie et pleure sans raison, son aspect est typhoïde au plus haut degré.* Cependant nous apercevons autour du menton un assez grand nombre de petites papules, puis en examinant le reste du corps, nous trouvons sur les cuisses *une dizaine d'élevures lenticulaires, rouges, petites et saillantes.* En outre, à la partie intense et supérieure de la cuisse droite, on trouve une vésicule ombiliquée ; nous apprenons en même temps que cette dernière avait été vue la veille par une personne étrangère.

« *Il fallut donc changer le diagnostique, et inscrire vari...le anomale.* En effet, l'éruption se développa, fut irrégulière, et l'enfant succomba.

« Dans ce cas, l'aspect franchement typhoïde, l'arrivée de la maladie à son cinquième jour, le gargouillement et les douleurs abdominales, devaient nous induire en erreur ; mais l'absence de la vaccine devait attirer notre attention sur la possibilité d'une variole. »

DEUXIÈME OBSERVATION.

Recueillie par M. le docteur A. Latour et publiée dans le Bulletin thérapeutique (année 1842).

« Un jeune homme de vingt-trois ans, cordier, après être sorti de l'Hôtel-Dieu, où il était resté quelques jours pour une courbature générale, éprouva de nou-

veau de la fatigue, de la céphalalgie, des tintements d'o-
reilles, du dévoiement et une épistaxis. Après huit jours
de ces prodromes, il entra à l'hôpital de la Charité avec
les phénomènes suivants : langue rouge à la pointe et sur
la circonférence, blanchâtre à la base ; douleurs et gargouillement dans la région iliaque droite ; région sous-
ombilicale légèrement météorisée; pouls à 92 ; *plusieurs
papilles rouges, s'effaçant à la pression, sur l'abdomen et à
la base de la poitrine ;* une selle liquide, deux vomissements dans la journée, faiblesse générale, courbature,
céphalalgie, étourdissements, tintements d'oreilles, épistaxis dans la matinée. *On diagnostiqua une fièvre typhoïde
grave,* et l'on prescrivit une saignée de trois palettes.

« Le lendemain *les symptômes typhoïdes parurent se des-
siner davantage encore : taches rosées plus nombreuses,* quelques sudamina ; stupeur prononcée, hébétude du regard,
parole lente et faible, lèvres et narines sèches, haleine fétide, tension et gargouillement dans la région iliaque
droite ; pouls à 94, épistaxis, etc.

« Le diagnostique semblait de plus en plus confirmé,
lorsque le troisième jour *une éruption pustuleuse de petite-
vérole couvrit le front, les doigts, le cou, les poignets ;* cette
maladie suivit dès lors sa marche ordinaire, *en même temps
que se dissipaient tous les symptômes typhoïdes qui avaient*
inspiré de l'inquiétude. »

TROISIÈME OBSERVATION

*Recueillie par M. le docteur A. Latour et publiée dans le Bulletin
thérapeutique* (décembre 1842).

« Un jeune homme âgé de vingt-un ans, après s'être
livré à des excès de boisson et de fatigue, ressentit le

lendemain une douleur de tête et un malaise général, qu'il combattit, selon la coutume du peuple, par plusieurs verres de vin chaud. Loin de se dissiper, le malaise et la céphalalgie augmentèrent; il survint des nausées, des vomissements, de la diarrhée, une épistaxis, un peu de délire même, pendant la nuit.

« Il y avait cinq jours que ce jeune homme était malade, quand M. A. Latour fut appelé et constata l'état suivant : hébétude, stupeur prononcée, regards incertains, langue sèche, très-rouge à la pointe, avec enduit jaunâtre; lèvres et gencives très-sèches, ventre ballonné, douleurs et gargouillement dans la fosse iléocœcale droite; pouls fort, redoublé, fréquent (115 à 120); *quelques taches rosées lenticulaires sur la poitrine et à la partie interne des bras;* point de selles depuis vingt-quatre heures; râle sibilant dans la poitrine, petite toux assez fréquente sans expectoration.

« Certes, nul n'eût hésité sur cet ensemble de phénomènes *à diagnostiquer une fièvre typhoïde grave.* Cependant, dès le lendemain, bien que la médication eût été des plus simples, les phénomènes cérébraux avaient disparu, *et les taches rosées lenticulaires ne se reconnaissaient plus, cachées qu'elles étaient sous l'éruption générale, presque confluente, du premier degré de la variole.*

« *C'était bien, en effet, cette fièvre éruptive qui parcourut toutes ses périodes avec ses phénomènes ordinaires, si ce n'est que la période de desquammation fut plus longue et moins franche qu'elle ne l'est ordinairement.* »

Ces observations de MM. Rilliet et Barthez et de M. A. Latour sont une démonstration suffisante pour tout homme de science impartial dans cette grave question. Il est évident que si elles eussent été connues du jeune cri-

tique vaccinomane, il n'aurait pas avec l'aplomb d'un
vaccinomane consommé, écrit les lignes suivantes :

« Nous n'insisterons pas plus longtemps sur ce pa-
« rallèle entre les deux fièvres : après tous ces faits, il
« est *évident* que ce sont deux maladies distinctes, ayant
« chacune leur individualité propre ; soutenir le contraire,
« c'est contester l'évidence ! ! »

Puis, enchanté d'avoir si bien prouvé l'évidence, il
termine ainsi ce chapitre :

« *Si la fièvre typhoïde est vieille comme l'humanité* [1],
« si elle n'est pas une *variole retournée*, il ne restait plus
« qu'une seule ressource aux *dénigreurs* de la vaccine,
« c'était de prétendre qu'elle était devenue plus meur-
« trière, plus commune et plus fréquemment épidémique
« depuis le commencement du siècle.

« L'examen de diverses statistiques prouve que ces as-
« sertions sont erronées [2]. »

C'est aux médecins militaires, que nous devons d'avoir
su les premiers si bien distinguer le typhus de la fièvre
typhoïde avec laquelle on avait toujours voulu la confondre
jusqu'à ce jour ; ce sont eux qui ont les premiers fait connaître d'une manière irréfutable les signes distincts de ces
deux différentes maladies ; c'est donc à eux qu'en revient
tout l'honneur.

Jusqu'au moment où les précieux travaux de MM. Go-
delier, Baudens et autres médecins militaires, sont venus
prouver au monde médical par des observations irréfu-

[1] Le docteur Verdé-Delisle n'a pas dit le contraire. Il est évident
que si la fièvre typhoïde n'est qu'une *variole retournée*, les cas de ce
genre ont dû exister aussi anciennement que le monde ; et cela prouve
une fois de plus en faveur de la vérité du germe inné.

[2] De quelle statistique le jeune candidat veut-il donc parler ?

tables, que la fièvre typhoïde n'avait aucun rapport avec le typhus, les vaccinomanes, afin de prolonger l'agonie de la pratique vaccinale, avaient toujours soutenu que ces deux affections n'étaient qu'une seule et même maladie à des degrés d'intensité différents.

En perdant ce précieux moyen de défense ils sont forcés, au moins sur ce point, de reconnaître avec nous que leur *fièvre typhoïde* est réellement bien *une petite-vé-role interne mésentérique*, ou s'ils le préfèrent, *une simple rétrocession variolique*.

Nous avons accordé au jeune défenseur de la vaccine ce qui est, ce qui naturellement doit avoir toujours été ; c'est-à-dire que plusieurs causes, soit externes, soit internes favorisant le développement de la variole typhoïde, cette affection avait dû exister de tout temps ; nous avons fait observer toutefois que les cas en étaient tellement rares autrefois, que peu de praticiens avaient pu les distinguer de la fièvre putride, adynamique, etc., maladies avec lesquelles on l'avait toujours confondue.

La vaccine a rendu aujourd'hui les varioles internes tellement nombreuses qu'il a été possible de les étudier avec plus d'attention et de bien reconnaître les signes qui les distinguent de la fièvre putride ou adynamique.

Les épidémies fréquentes de variole interne mésentérique, qui tous les jours moissonnent les jeunes gens dans la fleur de l'âge, viennent assez démontrer que celle-ci est une maladie de la jeunesse, tandis que les fièvres putrides n'appartiennent presqu'exclusivement qu'aux vieillards ou aux sujets épuisés et débilités.

Cependant, malgré les rapports dix fois plus nombreux d'épidémies de fièvres typhoïdes que d'épidémies varioli-ques envoyés chaque semaine de tous les points de la

France à l'Académie de médecine, notre jeune candidat a encore osé écrire dans sa thèse inaugurale que la fièvre typhoïde n'était pas plus commune aujourd'hui qu'autrefois.

Pour un premier pas fait dans la carrière de la vaccinomanie, ce n'est pas mal débuter !

Que notre jeune candidat, au lieu de citer des épidémies en Franche-Comté, dans les villages de la Moselle, etc., en 1743 ou 1753, se donne simplement la peine de dresser une statistique sur ces nombreux rapports de fièvres typhoïdes envoyés à l'Académie de médecine de Paris [1], depuis l'origine de la vaccine jusqu'à nos jours, alors il pourra en tirer de véritables conclusions, et il ne s'aventurera plus à écrire avec autant d'aplomb que l'examen de ces rapports prouve que l'assertion des vaccinophobes est erronée.

Afin de prouver que ce n'est pas la vaccine qui nous vaut ces nombreuses épidémies de fièvre typhoïde qui ont remplacé une partie des épidémies varioliques, le jeune vaccinomane cite le passage suivant qu'il a tiré d'un rapport à l'Académie.

« La petite-vérole n'épargnait presque personne autre-
« fois. Si la dothinentérie (lisez fièvre typhoïde ou va-
« riole interne) choisit *quelquefois* ses victimes dans les
« rangs élevés de la société, c'est surtout le peuple qu'elle
« attaque de préférence, c'est-à-dire cette classe que
« l'ignorance *et les préjugés* tiennent éloignée de *la pra-*
« *tique de la vaccine.* »

Nous répondrons à cet argument que nous ne parta-

---

[1] Il sera facile par là, de juger si l'augmentation du nombre des épidémies de fièvre typhoïde, coïncide avec la diminution du nombre des épidémies varioliques.

geons nullement l'opinion de MM. les rapporteurs de l'Académie relativement à la cause qu'ils assignent à cette maladie et qu'ils disent être *l'ignorance* et les *préjugés*. Nous ne voyons là, de la part du peuple, qu'un instinct répulsif naturel à l'homme.

Cette raison pour laquelle le peuple est moins vacciné que la classe aisée de la société, donnée par MM. les rapporteurs de l'Académie, n'est donc pas admissible.

Il est évident qu'aujourd'hui toutes les classes de la société, sont malheureusement, infiniment trop vaccinées au grand regret de beaucoup, puisque tous ceux qui n'ont pas voulu accepter le vaccin de bonne volonté, ont été obligés de le subir sous peine de voir fermer devant leurs enfants les portes des crèches et des écoles primaires, etc., et pour eux-mêmes celles des bureaux de bienfaisance. On a ainsi forcé et on force encore aujourd'hui les mères à faire inoculer à leurs enfants ce germe de dégénérescence, impôt payé par les malheureux qui ne veulent ni laisser leurs enfants mourir de faim, ni les priver des bienfaits de l'éducation; impôt cruel, car il altère la force physique des générations nouvelles, et diminue pour eux le bien dont le créateur a doté tous les hommes, en leur rendant impossible par la suite le travail, leur seul moyen d'existence.

Qui croirait, que cette année encore, plusieurs des bureaux de bienfaisance de Paris n'ont pas craint, de faire afficher qu'on supprimerait tout secours, qu'on n'accorderait pas même un morceau de pain aux mères qui refuseraient de laisser vacciner leurs enfants!

Comment lutter contre de pareils arguments? Ces mères malheureuses peuvent-elles voir mourir de faim leurs enfants? Non, elles subissent toutes le joug, elles sacrifient l'avenir au présent !

Or, cette manière de vouloir prouver que ce n'est pas au vaccin qu'est due la conversion de la variole externe en variole interne ou typhoïde, n'est pas admissible.

Nous allons maintenant donner les raisons qui expliquent naturellement pourquoi la variole interne est plus commune dans la classe malheureuse que dans la classe aisée.

Il y en a quatre.

1° La classe malheureuse étant infiniment plus nombreuse que la classe aisée, on doit tenir compte du rapport numérique;

2° C'est dans les conditions hygiéniques qu'il faut chercher la seconde raison.

Nous venons de dire que l'influence de l'air atmosphérique était un des agents les plus favorables au développement de la crise variolique. Cette influence, jointe à des soins de propreté, à une douce chaleur, en facilitant l'absorption et la résorption, en ouvrant les pores de la peau, doit évidemment aider l'éruption variolique à se faire. Or, la classe malheureuse se trouve souvent, par ses occupations et par la nature de ses travaux, en dehors de cette condition favorable.

3° Une nourriture saine, en suffisante quantité, parfois même, comme le conseille l'école de Salerne, quelques écarts de régime; l'usage d'aliments et de boissons toniques, en faisant un sang riche en fibrine, en accélérant la circulation capillaire, facilite les fonctions des vaisseaux éliminatoires, et rend ces sujets plutôt disposés aux varioles externes qu'aux fièvres typhoïdes, condition favorable dont les malheureux sont privés.

4° Enfin les vêtements chauds, la gymnastique, l'habitation à la campagne, les voyages, les eaux, toutes ces conditions nécessaires à la santé, tous ces moyens susceptibles de détruire l'action pathologique que le vaccin a imprimée à la peau, et qui facilitent l'éruption variolique externe, sont autant de causes infiniment plus raisonnables à alléguer que l'*ignorance* et le *préjugé*, puisque seules, elles suffisent à expliquer d'une manière rationnelle, pourquoi le peuple, qui se trouve dans des conditions diamétralement opposées aux conditions hygiéniques de la classe aisée, est plus souvent affecté de la variole interne, que de la variole externe naturelle.

Dans une série d'articles critiques publiée dans *la Revue thérapeutique du Midi* (*Gazette médicale de Montpellier*), M. le professeur Anglada, après avoir essayé de réfuter le fait reconnu de tous, l'augmentation nombreuse des épidémies de fièvre typhoïde depuis la vaccine, conclut ainsi :

« *Lors même qu'il serait vrai que les enfants préservés de* « *la variole par la vaccine fussent exposés à périr dans* « *leur adolescence d'une maladie qui prendrait pour ainsi* « *dire sa revanche du passé, il n'en faudrait pas moins res-* « *ter partisan de la vaccine et la conseiller sans restric-* « *tion.* »

On convient que « la vaccine commence par sauver les « enfants d'un péril prochain, c'en est assez pour passer « au plus pressé, *on avisera plus tard s'il y a lieu !* »

On a peine à comprendre cette doctrine originale enseigné par un professeur de Montpellier aux médecins des générations futures ; oser dire en pleine chaire :

« *On convient* que le remède commence par préserver

« pendant quelque temps de la petite-vérole, eh bien! il
« faut la conseiller sans restriction, plus tard on avisera!»
Sont-ce là les sages préceptes enseignés dans les œuvres
du grand maître de l'honnête et consciencieux Hippocrate?

Comment accorder cette singulière doctrine du professeur de Montpellier avec le principe émis par l'Académie
de médecine de Paris, dans son rapport de 1850, qui dit :

« Si la vaccine reportait sur la jeunesse la dette de la
« mort contractée par l'enfance, il faudrait s'empresser
« de la proscrire, comme le plus funeste présent qui ait
« jamais été fait aux hommes! »

Nous avons pensé qu'il serait bon pour mettre ces messieurs d'accord, et les élèves de M. Anglada à même de
juger de la sagesse des conseils de leur professeur, de rappeler ici le serment d'Hippocrate ; les excellents préceptes
que renferme cette page sublime, seront notre seule critique :

S'il se fût trouvé du temps du père de la médecine, un
empirique assez insensé pour proposer un agent réper-
cussif tel que le vaccin, un spécifique anti-rationnel, aussi
fortement en opposition avec tous les préceptes de l'art,
Hippocrate se serait-il contenté seulement de le proscrire,
ou n'aurait-il pas encore ajouté au troisième paragraphe
de son serment, les paroles sacramentelles suivantes ?

« Je jure par Apollon et par Hygie *que je ne vaccinerai
jamais!*

SERMENT D'HIPPOCRATE.

« 1°   Je jure par Apollon, médecin, par Hygie [1], par

____
[1] Déesse de la santé.

« Panacie [1] et par tous les dieux et déesses que je prends
« à témoins, que j'accomplirai de tout mon pouvoir et
« selon mes connaissances ce serment tel qu'il est écrit.

« 2° Je regarderai comme mon père celui qui m'a en-
« seigné la médecine; je l'aiderai à vivre et lui donnerai
« ce dont il aura besoin. Je regarderai ses enfants comme
« mes propres frères.

« S'ils veulent apprendre cet art, je le leur enseignerai
« sans argent ni obligation par écrit; je leur ferai con-
« naître ses principes, je leur en donnerai des explica-
« tions étendues; je leur communiquerai généralement
« toute la doctrine, comme à mes enfants, à eux et aux
« disciples qui auront été immatriculés, et qui auront
« prêté le serment suivant l'usage de la médecine, mais
« non à d'autres qu'à ceux-là.

« 3° J'ordonnerai aux malades le régime convenable,
« d'après mes lumières et mon savoir. Je les défendrai
« contre toutes choses nuisibles et injustes.

« Je ne conseillerai jamais à personne d'avoir recours au
« poison, et j'en refuserai à ceux qui m'en demanderont.

« Je ne ferai à aucune femme des remèdes pour la faire
« accoucher avant son terme.

« Je conserverai ma vie pure et sainte, aussi bien que
« mon art.

« Je ne taillerai pas les personnes qui ont la pierre; je
« laisserai cette opération à ceux qui en font profession.

« Lorsque j'entrerai dans une maison, ce sera toujours
« pour assister des malades, me tenant pur de toute in-
« justice et de toute corruption avec les hommes et les
« femmes, esclaves ou libres.

---

[1] Déesse de la guérison.

« Tout ce que je verrai ou j'entendrai dans le commerce
« des hommes, soit dans mes fonctions ou hors les fonc-
« tions de mon ministère, et qui ne devra pas être rap-
« porté, je le tiendrai secret, le regardant comme une
« chose sacrée.

« 4° Ainsi, puissé-je vivre longtemps, réussir dans
« mon art, et devenir célèbre dans tous les siècles,
« comme je garderai ce serment, sans en violer un seul
« article. Si j'y manque et que je sois parjure, qu'il m'ar-
« rive tout le contraire. »

CHAPITRE IV.

DE LA TUBERCULISATION PAR LE VACCIN ET DE LA DÉTUBERCULISATION PAR LA VARIOLE.

Des tubercules en général.

M. le docteur Papavoine, dans un *Mémoire sur les tuber-cules considérés spécialement chez les enfants*, admet, comme le docteur Lombard (de Genève), deux espèces de tuber-cules : le simple et le composé. Il considère le tubercule naissant comme transparent et de couleur grise ; plus tard et graduellement il devient opaque et passe à l'état de tu-bercule milliaire. L'infiltration tuberculeuse grise n'est que la réunion d'un plus ou moins grand nombre de gra-nulations. La distinction entre les tubercules et les fausses membranes des séreuses lui paraît difficile à établir. Le fait sur lequel il insiste le plus est que la granulation grise n'est autre chose qu'un tubercule à l'état rudimentaire. M. Papavoine a constaté chez trois enfants des granulations sans tubercules.

Après avoir décrit les formes du produit accidentel ; il passe à l'étude de son siége ; il l'examine d'abord dans les appareils d'organes, et fait observer qu'il se montre fré-quemment dans l'appareil lymphatique ; il indique ensuite son siége dans les organes eux-mêmes et présente un ta-bleau dont il tire les conclusions suivantes :

« 1° Que la matière tuberculeuse se rencontre ordinairement chez les enfants dans un grand nombre d'organes à la fois ;

« 2° Que les ganglions lymphatiques, surtout ceux qu'on observe à la racine des bronches, en sont presque constamment le siége ;

« 3° Qu'assez souvent les tubercules ne se rencontrent que dans les ganglions ; que très-souvent ils paraissent s'y être formés primitivement. »

Après avoir ajouté quelques mots sur la tuberculisation du cerveau, des ganglions lymphatiques, etc., il passe à l'étude du siége des tubercules considéré d'après le tissu dans lequel ils se forment. Bien qu'il n'exprime pas son opinion d'une manière positive, il paraît croire cependant que le tubercule peut se développer dans tous les tissus organiques.

Le chapitre où M. Papavoine traite de l'étiologie est celui qui offre le plus d'intérêt. Ce médecin ayant pu réunir un nombre considérable d'autopsies d'enfants tuberculeux et non tuberculeux (920), en a tiré des conclusions fort intéressantes. Pour lui, l'inflammation est susceptible de localiser le tubercule ; mais seule, elle ne le produit pas. Il admet, en outre, que l'inflammation agit de deux manières : d'une part, en sollicitant l'abord des fluides sur tel ou tel organe ; d'autre part, suivant le siége qu'elle occupe, en s'opposant plus ou moins à l'élaboration des matériaux de nutrition. Il place le principe de la maladie dans un défaut d'animalisation des liquides, qui dépend de la surabondance dans l'économie d'un principe lymphatique.

La guérison de la diathèse tuberculeuse ne peut être obtenue, suivant M. Papavoine, que par la modification des liquides primitivement altérés ; aussi repousse-t-il la plupart des médicaments vantés dans le traitement de ces affections, et conseille-t-il seulement une hygiène bien entendue.

De la matière tuberculeuse.

Il existe dans l'enfance, comme dans l'âge adulte, deux espèces très-distinctes de matière tuberculeuse : l'une, grise demi-transparente, l'autre, jaune opaque.

La première est un tissu lourd, plein, solide, difficile à écraser, assez cassant, élastique, de couleur grise plus ou moins foncée.

La seconde est d'un blanc mat jaunâtre ; elle est solide, non élastique, friable, cassante ; sa consistance est celle d'un fromage un peu ferme.

Ces deux espèces de tubercules sont quelquefois isolées, la matière jaune surtout ; mais le plus souvent, dans l'enfance, elles sont réunies, occupant soit les organes différents, soit le même organe. Dans ce dernier cas, la matière jaune est souvent au milieu de la matière grise qui l'entoure ; l'inverse n'a jamais lieu.

L'*adhérence* des tubercules au réseau environnant est très-variable. Tantôt ils forment un noyau parfaitement isolé et distinct ; ce sont des corps étrangers qu'on énuclée facilement ; d'autres fois, ils se continuent avec les tissus sans autre limite que le changement de coloration, et on les brise plutôt que de les en séparer.

Vascularisation de la matière tuberculeuse. — Ces deux modes d'adhérence sont accompagnés d'une différence notable dans la disposition des vaisseaux qui environnent la matière tuberculeuse. Dans le premier cas, le corps étranger est entouré d'un réseau vasculaire très-fin, qui pa-

rait servir à son *accroissement périphérique*. D'après des expériences faites chez l'adulte par MM. Guillot et Schrœder-
Vander-Kalk, ce réseau vasculaire, indépendant d'abord
de la circulation générale, serait de nouvelle formation et
finirait par s'aboucher plus tard avec les artères de l'organe malade [1]. Dans le second cas, au contraire, ce réseau nous a toujours paru inappréciable.

Analyse des tubercules.

L'analyse chimique de la matière tuberculeuse a fourni
les résultats suivants :

Matière animale.................................	98
Chlorhydrate de chaux.........................	8,15
Phosphate de chaux Carbonate de chaux } à.................	1,85
Oxyde de fer.................................	Des traces.

D'après Nacht, cette analyse aurait produit :

Fibrine...	30
Albumine.....................................	23
Gélatine......................................	27
Eau et perte.................................	27

Composition microscopique des tubercules.

Les recherches microscopiques faites sur les tubercules
ont été nombreuses. Voici les résultats de celles faites par
M. Lebert à l'hôpital des enfants malades.

L'examen microscopique des tubercules démontre l'exis-

----

[1] Le docteur Lebert n'admet pas que ce réseau soit, à aucune époque
de son existence, indépendant de la circulation générale. (V. *Traité pratique des maladies scrofuleuses et tuberculeuses*.)

tence de trois éléments constants, dont deux n'ont rien de spécifique, mais dont le troisième est tout-à-fait caractéristique.

1° Granules moléculaires, de 1/800° à 1/400° de millimètre, disséminés dans toute la masse du tubercule et en proportion très-considérable ;

2° Substance interglobulaire, demi-transparente, d'un jaune grisâtre, unissant entre eux les globules et les granules des tubercules. Elle est assez solide et ne présente aucune trace de fibres ; elle est plus abondante dans la matière grise demi-transparente que dans le tubercule jaune crû ;

3° Corpuscules ou globules propres au tubercule.

Les globules tuberculeux ont un volume de 1/140° à 1/120° de millimètre ; ils sont anguleux, à angles arrondis ou plutôt polyédriques. Leur forme, quoique régulière, se rapproche toujours plus ou moins de la forme ronde ou ovale. Ils contiennent une matière transparente et des granules moléculaires. La première paraît être assez solide et est quelquefois comme grumeleuse. Les granules que contient chaque globule sont en nombre variable, quatre ou cinq, ou même dix et au-delà ; transparents dans leur intérieur, ils ne présentent pas l'aspect des nucléoles.

Les globules tuberculeux ainsi caractérisés, sont complètement différents de tous les autres globules physiologiques ou morbides. On ne doit donc pas les confondre avec les globules rouges ou blancs du sang avec les produits de l'inflammation (globules du pus, globules pyoïdes, ou globules granuleux des produits d'exsudation), non plus qu'avec les globules fibro-plastiques, graisseux, cancéreux, mélaniques.

Telles sont jusqu'à présent les différentes analyses microscopiques qui ont été faites par nos physiologistes modernes, celles qui s'accordent le mieux avec ce que nous avons vu; cependant MM. Rilliet et Barthez, en parlant de ce travail et de celui de M. Robin, le fait suivre de la réflexion suivante :

Lorsque l'on voit des micrographes aussi habiles que MM. Lebert et Robin, arriver à des conséquences aussi opposées, il est permis de rester dans le doute et d'attendre de nouveaux travaux. Mais quelque soit le résultat que doivent amener les recherches microscopiques, nous doutons qu'elles nous conduisent à isoler complètement le tissu gris demi-transparent et le tubercule jaune crû. Certes, il n'est pas besoin de verre grossissant pour constater que ces tissus ne sont pas pareils; et cependant il nous semble impossible de les séparer. Leur coïncidence à peu près constante, la transformation habituelle de l'un et de l'autre, l'identité des conditions au milieu desquelles il se développent les rapproche d'une manière invincible. Ou bien ce sont deux formes d'une même altération organique, ou bien ce sont deux lésions distinctes, dont l'une est l'origine de l'autre, et en tout cas elles se développent sous l'influence d'une seule et même diathèse.

Les formes différentes sous lesquelles se présentent les tubercules, dépendent de leur délimination périphérique et de l'espèce de matière dont ils sont composés; de là les tubercules isolés et les infiltrations tuberculeuses, et ces deux espèces sont jaunes ou grises demi-transparentes.

Les tubercules isolés, de volume très-variable, se répandent souvent à profusion dans les viscères, qui sont alors criblés de ces petites masses distinctes les unes des autres. D'autres fois, ils s'agglomèrent en groupes plus ou moins nombreux; chacun d'eux s'accroissant, ils finissent par se réunir et par former des masses de volume variable, au centre desquelles on trouve quelquefois des portions conservées du tissu de l'organe. *Ces tubercules sont le plus souvent entourés d'un réseau vasculaire abondant.*

Les espèces qu'il faut ranger dans cette catégorie, sont les granulations grises, les granulations jaunes.

L'infiltration tuberculeuse, au contraire, se présente sous la forme de masses irrégulières, dont les bords se confondent avec les tissus voisins qu'elles envahissent peu à peu par des prolongements irréguliers. Elle peut acquérir un très-grand volume et prendre la forme des organes qu'elle finit, pour ainsi dire, par remplacer en partie. On distingue l'infiltration jaune crue et l'infiltration grise demi-transparente. Laënnec a décrit en outre l'infiltration gélatiniforme.

Nous allons, toujours d'après les précieuses recherches faites par MM. Rilliet et Barthez, exposer rapidement ces diverses espèces de tubercules.

1° *Granulation grise.* — Très-fréquente chez l'enfant, la granulation grise se présente sous la forme d'un petit corps sphérique ou ovale de 1 à 2 millimètres de diamètre. D'autres fois elle est aplatie et presque lenticulaire. La structure de l'organe dans lequel elle se développe, est la seule cause de cette différence. La granulation donne sous le doigt la sensation d'un grain résistant qui fuit et se laisse facilement écraser sous l'ongle. Lorsqu'elle est isolée des tissus voisins, sa couleur est d'un gris clair transparent, sa texture est souvent homogène; souvent aussi elle contient à son centre soit un point noir, soit une petite quantité de matière tuberculeuse jaune. La granu-

lation grise présente ces caractères, quelque soit l'organe
dans lequel elle se dépose.

2° *Granulation jaune.*—C'est un petit corps plus mou
et d'un jaune plus clair que la matière tuberculeuse crue;
elle ne s'écrase ni ne se casse sous l'ongle qui la presse;
elle s'étale et s'aplatit, comme ferait une fausse membrane
récente : aussi sa forme dépend-elle presque exclusivement de la résistance des tissus dans lesquels elle se développe. Dans les parenchymes, elle est arrondie; sur les
séreuses, elle est lenticulaire. Dans la pie-mère elle est arrondie du côté du cerveau, aplatie du côté de l'arachnoïde;
elle est égale ou surpasse en volume la granulation grise.

3° *Tubercules miliaires.*—Les tubercules dont la forme
assez régulière est arrondie ou ovale, ont en général, de 2
à 4 millimètres de diamètre. Cependant ils peuvent, dans
quelques organes, arriver jusqu'à avoir un diamètre de 1
à 2 centimètres. Ils sont composés de matière jaune, crue,
homogène, disposée parfois en couches concentriques;
ils sont nettement limités par un réseau vasculaire qui, en
raison de l'accroissement successif du corps étranger, s'ad-
joint souvent le tissu cellulaire voisin et forme une sorte
de poche ou de kyste fibreux plus ou moins solide.

4° *Infiltration grise demi-transparente.* — L'infiltration
grise se présente en masses de volume très variable; nous
l'avons vue dans les poumons n'avoir qu'un centimètre de
diamètre, et dans le péritoine envahir l'épiploon au point
d'avoir 10 à 12 centimètres de longueur sur trois ou quatre de largeur et d'épaisseur. Entre ces limites extrêmes,
le volume varie considérablement; mais le plus habituel
est de 2 à 5 centimètres de diamètre. Cette masse lourde
et solide est, à l'extérieur, de couleur gris violet foncé ou
gris clair; à l'intérieur, la couleur grise est plus ou moins

foncée, quelquefois un peu verdâtre; on y trouve souvent de la matière noire déposée par pointe ou par fines ramifications. Sa coupe est fréquemment marbrée de lignes plus ou moins larges, d'un gris plus clair, et qui sont évidemment des vaisseaux soit aplatis et vides, soit contenant encore quelque peu de sang. Cette coupe est inégale, mais non pas granuleuse; au contraire, elle est quelquefois tellement lisse et luisante qu'on dirait, surtout à la loupe, une couche épaisse de vernis étalé sur une surface raboteuse. Lorsqu'on presse ce tissu, il fournit peu ou point de liquide, et quelquefois des gouttelettes de sang qui sortent de l'orifice béant de très-petits vaisseaux.

5° *Infiltration jaune.* — Cette infiltration se distingue des tissus environnants par sa couleur jaune, par sa texture spéciale, par l'absence de vaisseaux ramifiés. Cependant elle est continue avec ces tissus qui disparaissent peu à peu par l'envahissement graduel de la matière tuberculeuse. Elle finit ainsi par constituer des masses qui peuvent être considérables, et qui cependant sont rarement isolées; le plus souvent on voit dans leur voisinage des tubercules irréguliers qui, tôt ou tard, s'uniront à elles.

La forme de ces infiltrations varie considérablement, suivant les organes dans lesquels elles se développent. Dans les parenchymes, c'est une masse irrégulière; dans les membranes, c'est une plaque plus ou moins épaisse.

Évolution et transformation de la matière tuberculeuse. — La matière grise peut être considérée comme génératrice du tubercule jaune. Son aspect général, les traces de vascularisation qu'elle conserve, sa présence constante dans les tuberculisations rapides, son absence dans les tuberculisations lentes et anciennes prouvent qu'elle se développe la première. Les recherches de M. Lebert démontrent d'ailleurs que si, à l'œil nu, on n'y voit pas de matière jaune; c'est parce que celle-ci est, dans l'origine, fort peu abondante et n'augmente en quantité que par les progrès du mal. Plus tard, en effet, la matière jaune devient visible à l'œil nu au milieu du tissu gris.

Ainsi donc, d'après l'opinion adoptée par les anatomistes modernes, voici les principales transformations que subissent les tubercules : 1° la granulation grise passe à l'état de granulation jaune, puis à celui de tubercule miliaire ou d'infiltration jaune.

La granulation grise peut aussi passer à l'état d'infiltration grise ;

2° L'infiltration grise donne indifféremment naissance aux granulations jaunes, aux tubercules miliaires ou à l'infiltration jaune ;

3° La granulation jaune peut naître d'emblée, aussi bien que le tubercule miliaire et que l'infiltration jaune.

En reprenant ces faits dans un autre ordre, nous voyons que le tubercule miliaire naît d'emblée, ou dans l'infiltration grise, ou succède à la granulation grise ou jaune ;

Que les grosses masses tuberculeuses résultent du développement et de la réunion d'infiltrations partielles, ou de tubercules miliaires ou de granulations.

La transformation graduelle et centrale de la substance grise en matière jaune nous paraît être une preuve d'une grande différence de structure entre ces deux espèces de tubercules. S'il est vrai que le tubercule gris demi-transparent est inorganisé et n'est pas alimenté par des vaisseaux intérieurs, on ne comprend pas par quel moyen la matière jaune peut se déposer à son centre et l'envahir, en la remplaçant de dedans au dehors. Le fait, au contraire, se comprend très-bien en admettant que ce tissu (dépôt d'une matière nouvelle ou transformation des tissus normaux) acquiert ou conserve un certain degré d'organisation.

Presque tous les tissus de l'économie peuvent être envahis par la matière tuberculeuse, qui cependant se dépose de préférence dans ceux qui sont parcourus par de nombreux vaisseaux.

Chez l'enfant, comme dans un âge plus avancé, le poumon est, de tous les organes, celui qui se tuberculise le plus souvent; les ganglions bronchiques viennent ensuite; puis, à une grande distance, les ganglions mésentériques ou abdominaux et l'intestin grêle.

Le tableau suivant, que nous empruntons à MM. Rilliet et Barthez, suffira pour donner une idée de ces différences :

ORGANES TUBERCULISÉS.	TOTAL des tuberculisations	Considérables	Moyenne.	Peu intense.
Poumons	205	71	52	142
Ganglions bronchiques.	249	69	77	103
— mésentériques	144	20	48	76
Intestins grêles	131	50	14	70
Plèvre	100	21	35	53
Rate	107	25	25	57
Péritoine	86	20	24	42
Foie	71	14	18	39
Gros intestins	60	10	18	32
Méninges	52	12	20	20
Reins	49	5	10	34
Cerveau	37	9	12	16
Estomac	21	2	4	15
Péricarde et cœur	10	2	1	7

Identité de la diathèse scrofuleuse et turberculeuse.

Rien n'est plus ordinaire que l'union, sur le même individu, des lésions scrofuleuses et du tubercule; tous les physiologistes ont fait cette remarque, et la plupart des pathologistes en ont été frappés, même ceux qui, par système, ont cherché à isoler les deux diathèses; on reconnaît dans ces deux affections un seul et même principe, une seule et même cause.

La prophylaxie et la thérapeutique des tubercules et des scrofules, à l'exception de quelques détails relatifs au siége des lésions, sont essentiellement les mêmes; cette raison a été une des plus péremptoires pour admettre leur identité de nature.

Les pathologistes, qui ont voulu nier l'identité des deux affections, se sont basés sur les caractères physiques et microscopiques des deux maladies, aussi bien que sur les résultats de l'examen à l'œil nu. Il est évident que, bien qu'à la forme différentielle des caractères physiques, on puisse défendre cette cause, il n'est pas moins vrai que les deux diathèses présentent à l'analyse chimique les mêmes résultats, et que leur action désorganisatrice et rongeante, si je puis m'exprimer ainsi, est exactement la même.

Toutefois, de ce que les deux espèces de lésions anatomiques sont entièrement distinctes, elles n'en ont pas moins la même cause. MM. Rilliet et Barthez, qui ont poussé si loin leurs recherches sur les affections tuberculeuses, reconnaissent ce principe; ils expriment leur opinion à cet égard de la manière suivante:

1° Les altérations scrofuleuses des organes et des tubercules ont *une même origine, une même nature*, c'est-à-dire qu'ils sont la manifestation d'une seule et même diathèse, qui peut être nommée *scrofulo-tuberculeuse*, ou simplement scrofuleuse;

2° La scrofule donne donc naissance à des lésions très-distinctes. Les plus fréquentes sont : les tubercules et les phlegmasies spéciales. Il y a, sans doute, beaucoup d'autres altérations fonctionnelles ou organiques qui dépendent de cette diathèse [1]; mais, pour le moment, nous nous bornons à mentionner les deux espèces précédentes;

3° Jusqu'à présent, il faut admettre que *tout* tubercule quels que soient son siége ou sa forme, reconnaît la diathèse scrofulo-tuberculeuse pour origine;

4° Les phlegmasies, qui méritent le nom des scrofuleuses, ont un aspect qui leur est propre. Leur marche est lente et subaiguë; elles se résolvent difficilement. Elles ont de la tendance à *s'ulcérer*, et les ulcères qui en résultent se cicatrisent lentement; elles ont une grande propension à se généraliser, c'est-à-dire qu'd'habitude, elles occupent simultanément ou successivement plusieurs organes;

5° La diathèse scrofulo-tuberculeuse donne indifféremment naissance aux tubercules et aux phlegmasies scrofuleuses;

6° Il y a des écrouelleux qui n'ont que des phlegmasies; il en est d'autres qui n'ont que des tubercules. Cependant, les deux lésions sont le plus souvent ou au moins très-souvent réunies sur le même individu;

7° Il y a quelques organes dans lesquels il se développe des phlegmasies scrofuleuses et jamais de tubercules. Il

---

[1] V. *Traité des maladies des enfants*, 2ᵉ édit., p. 319.

en est d'autres dans lesquels on trouve exclusivement des tubercules; mais la plupart des organes peuvent être indifféremment le siége des deux lésions;

8° *Lorsque ces derniers organes sont atteints d'une phlegmasie scrofuleuse, ils deviennent très-souvent tuberculeux;*

9° Cependant, on ne peut pas dire que la phlegmasie scrofuleuse soit le premier degré du scrofule, ni que le tubercule en soit le second. Car le tubercule peut être le premier symptôme de la diathèse et peut précéder le développement de la phlégmasie;

10° Mais le tubercule étant un produit plus fixe et moins facilement curable que la phlegmasie scrofuleuse, son existence semble impliquer une altération plus profonde et plus grave de l'économie.

Il est donc nécessaire, dans un cas donné, d'établir la présence ou l'absence des deux lésions.

L'existence des tubercules étant reconnue chez un enfant, celle de la diathèse scrofuleuse est par là prouvée; c'est la conséquence directe de la troisième proposition.

Nous ne croyons pas avoir commis une digression en démontrant l'identité de ces deux affections, parce que nous prouverons, plus tard, que non-seulement la petite-vérole détuberculise, mais encore, qu'en éliminant la surabondance de lymphe, elle change les tempéraments scrofuleux et les descrofulise, si je puis m'exprimer ainsi.

Tuberculisation.

Ce chapitre est sans contredit le plus original, et le plus intéressant du livre de la dégénérescence de l'homme par le vaccin.

Après avoir dit que le vaccin exerce *exclusivement* son action sur la peau, que par son effet cet organe perd en partie ses facultés absorbantes et résorbantes, M. Verdé-Delisle ajoute : « Comme la surface cutanée est là seule voie par laquelle l'élimination tuberculeuse puisse être opérée, que la petite-vérole est le seul mode d'élimination fourni par la nature, il en résulte qu'en oblitérant cette issue, on force les tubercules à se développer sur les organes internes, sur les parties de l'économie où les tubercules étaient primitivement placés.

C'est ainsi que M. Verdé-Delisle explique la *tuberculisation* par le vaccin [1] : c'est, dit-il, parce que l'action de ce virus a détruit en partie les conduits destinés à la sécrétion et à l'excrétion, qu'il est devenu, dans la plupart des cas, la cause réelle des scrofules, de la phthysie tuberculeuse, qu'il est ainsi un obstacle opiniâtre à leur élimination, puisque la prévoyante nature nous assurait contre ses dangers en l'expulsant d'une façon toute normale par la petite-vérole au moment même où le tubercule, encore inoffensif, peut devenir funeste à l'organisme.

Le Créateur n'a pas mis les tubercules en nous comme germe de mort; s'ils prennent ce caractère, s'ils se développent intérieurement, c'est qu'un accident quelconque

---

[1] Voir le livre de la *Dégénérescence physique et morale de l'espèce humaine déterminée par le vaccin*, Chap. 1er. De l'action du vaccin sur la peau, page 18.

est venu contrarier la marche de la nature; c'est qu'une perturbation de l'économie développe prématurément le tubercule ou s'oppose à son élimination physiologique.

On pourra, d'après les tableaux suivants, juger de la fréquence des tubercules chez les enfants depuis la vaccine.

TABLEAU

MONTRANT LE NOMBRE PROPORTIONNEL DES ENFANTS TUBERCULEUX.

Sur 214 observations accompagnées d'autopsie recueillies à l'hôpital des Enfants, par MM. Cousture et Lombard, cent deux étaient tuberculeux.

Voici la répartition depuis l'âge de 1 à 15 ans.

Ages.	Tuberculeux.	Non tuberculeux.
De 1 à 2 ans.	1	7
2 à 3	14	33
3 à 4	20	19
4 à 5	13	5
5 à 6	10	4
6 à 7	11	4
7 à 8	8	6
8 à 9	5	4
9 à 10	3	8
10 à 11	3	5
11 à 12	1	5
12 à 13	3	2
13 à 14	1	5
14 à 15	3	5
	Total. 102	Total. 112

Un cahier de M. Guersant fils, alors interne à l'hôpital des enfants malades, renferme 357 autopsies sur lesquels 135 étaient relatives à des tuberculeux.

2ᵉ TABLEAU.

Ages.	Tuberculeux.	Non tuberculeux.
De 1 à 2 ans.	1	8
2 à 3	27	40
3 à 4	15	26
4 à 5	15	14
5 à 6	10	24
6 à 7	10	13
7 à 8	15	13
8 à 9	7	7
9 à 10	5	0
10 à 11	9	11
11 à 12	4	15
12 à 13	2	0
13 à 14	3	13
14 à 15	12	14
Total.	135	222

Les affections tuberculeuses sont devenues tellement communes aujourd'hui, que les recherches nécroscopiques de Frank à Vienne et de M. Louis à Paris, ont également prouvé que sur trois ou quatre cadavres pris au hasard, il était extrêmement rare de ne pas trouver des tubercules, au moins chez l'un d'entre eux.

Détuberculisation.

On peut particulièrement constater la tuberculisation par l'action du vaccin, lorsqu'une variole est devenue anomale par suite d'une vaccine concomitante ; l'excellent ouvrage de MM. Rilliet et Barthez [1] nous en fournit l'exemple suivant :

OBSERVATION.

« Une jeune fille teigneuse succombe le douzième jour
« d'une variole primitive devenue anomale par le fait
« d'une vaccine concomitante. La face postérieure de
« l'épiglotte et les cordes vocales sont couvertes d'ulcé-
« rations qui ont détruit presque toute la muqueuse,
« dont on retrouve à peine quelques traces. Dans les au-
« tres parties du larynx et de la trachée, la muqueuse
« est très-molle, épaissie, d'un rouge violet et recouverte
« d'une fausse membrane assez étendue, très-molle, d'un
« jaune blanchâtre, peu adhérente. En outre, on trouve
« disséminées çà et là des traces de pustules varioliques,
« petits disques blanchâtres au-dessous desquels la mu-
« queuse est ulcérée dans presque toute son épaisseur.

« Nous avons, disent MM. Rilliet et Barthez [2] étudié tout
« particulièrement l'influence réciproque de la variole et
« du tubercule. Nous possédons cinquante-neuf observa-
« tions d'enfants morts, soit de la variole, soit d'une autre
« maladie, mais peu de temps après avoir reçu cette
« éruption.

[1] V. *Traité des Maladies des Enfants*, par MM. Rilliet et Barthez, 2ᵉ édition, tome III, page 12.

[2] *Ibidem*, page 65.

« Chez vingt-cinq de ces malades, nous avons trouvé
« des tubercules en quantité variable. Cette proportion
« assez considérable est cependant moindre que celle
« fournie par la totalité de nos autopsies [1]. Toutefois,
« elle prouve que la présence du tubercule n'est pas un
« obstacle au développement de la variole.

« Sur nos vingt-cinq malades, nous comptons seule-
« ment trois enfants atteints de tuberculisation considé-
« rable, et deux enfants chez lesquels les produits acci-
« dentels étaient médiocrement abondants; chez les vingt
« autres, il n'existait qu'un très-petit nombre de tuber-
« cules, et souvent *un*, *deux* ou *trois* seulement [2]. Nous
« nous croyons donc en droit de conclure que *la variole*
« *qui se développe chez les tuberculeux, atteint de préférence*
« *ceux chez lesquels le dépôt du produit accidentel est peu*
« *abondant.* Cette conclusion semble indiquer *un antago-*
« *nisme entre l'affection varioleuse et la diathèse tubercu-*
« *leuse.*

« Les trois enfants dont la tuberculisation était avancée
« eurent, l'un une variole irrégulière, les deux autres une
« varioloïde anomale. Si nous possédions un grand nom-
« bre de faits pareils, nous dirions que la tuberculisation
« avancée a pour effet de rendre l'éruption variolique irré-
« gulière et peu abondante. On doit d'autant plus ad-
« mettre cette loi, qu'elle n'est spéciale ni à la variole ni
« aux tubercules; car toute fièvre éruptive devient irrégu-
« lière, lorsqu'elle est secondaire à une affection grave.

[1] « La proportion des tuberculisations considérables ou moyennes
« aux tuberculisations peu étendues est de 220 à 86; elle est ici de 5 à 20.
« Le rapport est donc inverse et la différence considérable. »

[2] « En effet, toutes nos observations réunies nous donnent 312 tu-
« berculeux sur 512 autopsies : proportion plus grande que celle de
« 25 à 69. »

« *Les varioleux présentent toutes espèces de tubercules ;*
« *mais la forme, de beaucoup la plus fréquente, est celle qui*
« *indique que ces produits accidentels passent à la guérison ;*
« *c'est-à-dire qu'ils sont crétacés* [1].

« Sur vingt-cinq enfants qui nous ont offert des tuber-
« cules, dix nous en présentent à l'état crétacé dans un
« ou plusieurs organes. Cette proportion est très-considé-
« rable ; car, en retranchant du nombre des tuberculeux
« les vingt-cinq cas dont nous venons de parler, nous
« voyons que le rapport entre le nombre des malades qui
« ont des tubercules crétacés et ceux qui n'en ont pas est

[1] Selon le docteur Verdé-Delisle, cette matière blanche crétacée qu'on observe dans les poumons des sujets qui ont succombé dans la période de suppuration d'une crise variolique serait constituée par les substances salines des tubercules en voie d'élimination.

Cette découverte devra jeter une grande lumière sur la nature des tubercules et sur le seul moyen thérapeutique susceptible de guérir cette affection.

Le docteur Verdé-Delisle dit que, dans le tubercule, le tissu gris demi-transparent qui adhère d'une manière si homogène à la matière jaune-crn ne constitue avec elle qu'une seule et même substance ; il pense que le tissu gris serait formé d'une date plus récente que la partie jaune, qui, selon lui, est le principe rudimentaire tuberculeux. Notre honorable confrère dit que, dans la crise variolique, ce sont les principes fibrineux, albumineux et gélatineux des tubercules, qui se trouvent éliminés les premiers et qui servent à constituer à la peau la forme organique et cellulaire des pustules ; à cette époque seulement, les substances salines des tubercules, tels que le chlorhydrate de chaux, le phosphate et le carbonate de chaux, viendraient occuper les cellules des pustules et leur donner cette couleur blanche nacrée qui est le complément de ce grand et admirable travail.

Puis il ajoute que : « C'est lorsque les malades viennent à succomber avant que la détuberculisation n'ait été faite d'une manière complète, (ce qui, dit-il, est facile à reconnaître d'après la couleur des pustules, qui restent d'un gris jaunâtre ou noirâtre), que la substance saline des tubercules est retrouvée dans les poumons sous forme crétacée de couleur blanche. »

« de 1 à 10, tandis que chez les vingt-cinq varioleux la
« proportion est de 1 à 1/2. En outre, ce nombre de 10,
« comparé à la totalité des exemples de tubercules cré-
« tacés que nous avons sous les yeux, en forme plus d'un
« quart. Toutefois, nous devons dire qu'un certain nom-
« bre de malades qui nous occupent nous ont offert, soit
« conjointement à la variole, soit avant, soit après elle,
« une scarlatine ou une fièvre typhoïde, maladies aux-
« quelles nous reconnaissons la même propriété qu'à la
« variole. L'influence de cette dernière affection s'exerce
« surtout sur les malades qui ne présentent qu'un très-
« petit nombre de tubercules. Cependant, chez un enfant
« qui succomba à une variole consécutive, à une fièvre ty-
« phoïde [1], *nous avons trouvé dans les ganglions mésen-*
« *tériques une masse tuberculeuse entièrement crétacée, dure*
« *comme de la pierre, et ayant environ le volume du poing.* »
« Résumons ces propositions.
« 1° La variole qui se développe chez les tuberculeux
« choisit de préférence ceux chez lesquels les produits ac-
« cidentels ne sont pas abondants.
« 2° La cachexie tuberculeuse modifie la variole et la
« rend irrégulière.
« 3° *Lorsque les tubercules ne sont pas nombreux, la va-*
« *riole tend à la faire passer et à la guérir !* »
Cette curieuse et intéressante observation est un beau
cas de métastase variolique ; car, outre qu'elle prouve d'une
manière incontestable l'identité de la variole externe et de

---

[1] Nous avons dit, au chapitre de *la variole interne mésentérique*
que lorsqu'il n'y avait pas eu dans la variole élimination complète de la
matière *tuberculo variolique*, il pouvait y avoir secondairement une
récidive, soit sous forme de variole externe, soit sous forme de variole
interne.

la variole interne mésentérique; elle a l'avantage de montrer d'une manière physique la répercussion de la matière tuberculeuse en voie d'élimination par la variole, dans le corps du délit qui est venu, sous forme crétacée, se déposer, dans les ganglions mésentériques.

Nous avons montré que ces répercussions n'avaient lieu, en général, que lorsqu'on avait entravé la marche de l'élimination variolique, soit par un traitement anti-rationnel, soit par de mauvaises conditions hygiéniques.

Certains phénomènes des maladies fébriles naturelles empruntent au principe morbigène dont ils procèdent, un cachet particulier et des allures spéciales, si bien que considérés dans leurs rapports avec l'unité morbide, dont ils ne sont qu'un symptôme ou isolément, et abstraction faite de la virulence; ils ont une physionomie et une valeur toutes différentes, je veux parler de ces déterminations morbides fixes dans leur siége, leur forme et leur durée, qui sont, comme la manifestation extérieure, sensible et palpable *du travail mystérieux accompli dans les profondeurs de l'organisme :*

Étudiés, sans préoccupation de leur origine et de leur cause, ils représentent dans les maladies exanthématiques une inflammation érythémateuse, vésiculeuse ou pustuleuse de la peau; dans les affections charbonneuses des animaux, une inflammation gangreneuse de la peau et du tissu cellulaire, et rien de plus.

Si, au contraire, on les étudie au point de vue du rôle qu'ils remplissent dans le drame morbide dont ils font partie, et comme corollaire obligé de l'élaboration virulente, dont l'économie entière est tout à la fois le siége et l'agent, alors ils apparaissent comme une tendance de l'organisme à concentrer par la fluxion sur un point du

corps, ou le trouble fonctionnel qui l'agite tout entier, ou
le produit virulent qui résulte du travail de toute la
matière vivante; ils apparaissent, en un mot, ou comme
un mouvement critique, régulier, normal et spontané,
ou comme un *nisus* dépuratoire.

Longtemps on a recherché les causes de la phthisie
tuberculeuse, et toujours, jusqu'à présent, les investiga-
tions étaient restées infructueuses. M. Louis, à ce sujet,
s'exprime en ces termes :

« Nous voici parvenus au point le plus important de
« l'histoire de la phthisie, et, malheureusement, le point
« le moins bien étudié jusqu'ici; non, certes, que les as-
« sertions manquent au sujet des causes qui décident l'ex-
« plosion; mais les faits constatés rigoureusement, ceux
« qui peuvent servir à l'avancement de la science, man-
« quent sur presque tous les points. »

Quelle est la part des tempéraments sur la production
de la phthisie? Cette influence ne paraît pas mieux démontrée que celle de la constitution, envisagée sous le
même point de vue.

On a prétendu que le tempérament lymphatique, qui
domine dans les grandes villes, ainsi que dans les régions septentrionales de la France, constitue une pré-
disposition spéciale à la tuberculisation pulmonaire. Il
était facile pour les médecins de l'armée de contrôler
cette proposition, puisque nos régiments se composent
d'individus de toutes provenances : toutes les zones du
pays y sont représentées. Or, sur 1,512 militaires tuberculeux, on ne trouve que 227 malades de cette classe
pour le tempérament lymphatique [1]. D'où vient que

[1] V. dans la *Gazette des Hôpitaux* du 19 mars 1857, l'article de

cette variété de l'organisation humaine est si volontiers signalée comme un acheminement à la phthisie? Cela vient, sans doute, de ce que l'on confond le tempérament lymphatique, état physiologique, avec la cachexie scrofuleuse, état morbide, tenant de près à la cachexie tuberculeuse. Cela tient peut-être à la coïncidence du lymphatisme *et de l'évolution pubère*, à l'âge où l'homme devient habituellement phthisique.

On sait qu'il existe trois opinions relativement à la nature des granulations pulmonaires : les uns, avec Bayle, les considèrent comme une production *sui generis*; d'autres, avec Laënnec, les envisagent comme le premier degré des tubercules. Les derniers répètent avec Broussais que ce sont des glandes lymphatiques engorgées; l'observation a conduit M. le professeur Andral à une quatrième opinion, qui consiste à les regarder comme le résultat de l'inflammation *vésiculaire*, ou des dernières divisions bronchiques.

Avant d'être grises et dures, ces granulations sont molles et rouges. Quant au tubercule pulmonaire, ce n'est point un tissu accidentel, comme on l'a dit, mais un simple produit inorganique de sécrétion morbide; cette cinquième opinion est celle du docteur Verdé-Delisle, qui affirme, d'après les expériences qu'il a faites, que la matière tuberculeuse et la matière variolique ne sont qu'une, qu'elles sont parfaitement identiques sous le rapport des caractères chimiques et physiques, que cette matière, qui est complètement inerte tant qu'elle est à l'état de tubercule crû, devient caustique en se développant, et qu'alors seulement elle agit en corrodant les

M. Champouillon, médecin au Val-de-Grâce, à qui nous empruntons ces renseignements.

tissus, soit internes, dans la phthisie tuberculeuse ou dans la fièvre typhoïde, soit externes dans la petite-vérole. D'après cette opinion, il désigne la matière tuberculeuse sous le nom de matière *tuberculo-variolique.*

M. Verdé-Delisle considère la petite-vérole comme la seule crise par laquelle la *détuberculisation* puisse être opérée et la matière éliminée. Voici la théorie qu'il donne de ce phénomène.

« La matière tuberculeuse liquéfiée par cette augmen-
« tation de calorique que les anciens désignaient sous le
« nom d'ébullition, et qui résulte de la fermentation
« variolique, est portée par les lymphatiques des mu-
« queuses au corps muqueux, et, de là, à la surface cu-
« tanée par les voies ordinaires d'élimination ; là, par le
« refroidissement, elle reprend sa forme primitive et
« vient se concréter de nouveau dans la pustule vario-
« lique.

« Quant à la dépression centrale de la pustule, que Co-
« tugno croyait due à l'existence d'un poil, et que M. Des-
« landes a très-justement attribuée aux conduits cutanés
« eux-mêmes, c'est par cette voie que la matière vario-
« lique est amenée dans la pustule, et le point rudimen-
« taire, diaphane, formant d'abord les vésicules, est
« formé par le fluide transparent qui était contenu dans
« les extrémités des conduits excréteurs, et qui se trouve
« refoulé jusqu'à l'épiderme par la matière tuberculeuse
« en voie d'élimination. »

A la suite de sa théorie et pour la confirmer par des faits, le docteur Verdé-Delisle cite deux observations. La première est celle d'un jeune homme de vingt ans, né d'une mère poitrinaire, reconnu lui-même tuberculeux par les premiers médecins de Paris, et chez lequel, pendant le cours d'une existence très-orageuse, se déclara une petite-vérole confluente, qui fit cesser tous les symptômes de la phthisie.

La seconde observation de détuberculisation publiée par M. Verdé-Delisle est celle de son fils, qui fut soigné par MM. Fouquier et Chomel, lesquels ne laissaient plus au père aucune espérance. Il fut soumis à une influence variolique, contracta une petite-vérole confluente et guérit radicalement d'une phthisie tuberculeuse arrivée au second degré.

Conséquent avec ses principes, le docteur Verdé-Delisle n'avait vacciné aucun de ses enfants; aussi, M. Bertin ne craignant pas, dès lors, qu'on attribue la phthisie du sujet au vaccin, veut bien reconnaître cette observation incontestable; on voit qu'il espère même qu'elle va lui servir à défendre sa thèse.

Voici le parti qu'il cherche à en tirer.

« Le fils de M. Verdé-Delisle était, dit-il, miné par une « tuberculisation commençante; son père lui inocula la va- « riole : la phthisie disparut. Ce fait me servira à prouver « que cet auteur n'avait pas le droit de formuler la pro- « position dont nous avons parlé au commencement de « ce chapitre, » c'est-à-dire la tuberculisation par le vac- cin; « car je lis, page 3 :

« *J'eus soin que pas un de mes enfants ne fût vacciné.* « Ces mots, ajoute le jeune candidat, ne laissent aucun « doute sur les antécédents du jeune malade. Le vaccin « n'est donc pour rien ici dans la production de l'affec- « tion tuberculeuse ! »

Cette observation, à elle seule, est, au contraire, selon nous, une preuve manifeste des effets de la répercussion, puisque c'est par son action immédiate, interne d'abord,

puis externe ensuite, sous l'influence d'un refroidissement
subit pendant la période éruptive de la rougeole, que tous
les boutons disparurent dans l'espace de quelques heures,
et que les symptômes les plus graves se développèrent immédiatement du côté du cerveau et de la poitrine.

Grâce à un traitement très-énergique et continu, prescrit par M. le professeur Chomel, l'enfant fut sauvé de
cette première crise, mais les accidents de la poitrine
persistèrent, et deux mois après, l'auscultation ne laissait
plus aucun doute sur l'affection tuberculeuse des poumons.

MM. Chomel et Fouquier constatèrent sur plusieurs
points du poumon droit la présence de tubercules dont
quelques-uns étaient arrivés au second degré de développement et même de dégénérescence.

C'est à cette période de la maladie que le docteur Verdé-
Delisle fait contracter la variole à son enfant, et c'est lorsque *la matière variolique a commencé à distendre les pustules,
que l'on voit diminuer et disparaître complètement les symptômes de la phthisie.*

Tout en laissant à l'action dérivative la part qu'on peut
lui attribuer dans cette circonstance, il est évident que ce
n'est pas seulement en détournant l'irritation interne
que l'inflammation générale de la surface cutanée a pu
faire cesser la phthisie. Si MM. les vaccinomanes ne veulent pas dans ce cas admettre avec nous l'élimination de la
matière tuberculeuse par la variole, qu'ils cherchent alors
au moins, en combattant cette théorie, à expliquer quels
sont les phénomènes qui se sont passés et ce qu'est devenue cette matière, qui, plusieurs semaines auparavant,
avait été authentiquement constatée par des autorités
scientifiques, par les princes de la science. Il est évident

qu'elle n'existe plus aujourd'hui dans les organes pulmonaires dont le coffre a acquis une largeur et un développement plus considérable que ceux de la généralité des sujets vaccinés.

Continuons et nous allons voir que c'est parce que le jeune confrère a vu qu'il ne pouvait tirer un autre parti de cette observation, qu'il n'a pas voulu nier que le sujet fût bien réellement tuberculeux, ainsi qu'il l'a fait dans la première observation.

« A partir de ce jour, ajoute le docteur Verdé-Delisle,
« j'acquis la certitude que la variole était la seule voie de
« détuberculisation et que le vaccin, en lui fermant toute
« issue, force les tubercules à se développer à l'intérieur.
« Je ne me permis de vacciner personne; je me montrai
« sur ce point plus fidèle à mes convictions que Jenner,
« qui, comme nous l'avons vu, l'année même où il reçut
« du Parlement, pour sa découverte, une récompense na-
« tionale, ne voulut pas vacciner son enfant et à qui son
« cœur de père lui fit préférer pour les siens l'inoculation
« de la petite-vérole.

« Nous avons été de meilleure foi que Grégory, l'un des
« plus zélés propagateurs de la vaccine, l'auteur des plus
« ardentes et des plus nombreuses publications en faveur
« du vaccin, l'homme des plus chaudes convictions, Gré-
« gory, qui exécuta plus de quinze mille vaccinations dans
« l'espace d'une année, et, qui dans ce moment même, se
« garda bien, lui aussi, de vacciner ses enfants; il leur
« inocula la petite-vérole, sans pour cela interrompre le
« cours de sa brillante carrière de novateur heureux;
« sans pour cela cesser de vacciner passionnément toute
« l'Angleterre [1]. »

[1] Un fait remarquable à observer, c'est que les médecins qui ont le

C'est sur cette profession de foi, c'est sur cette déclaration qu'il n'avait pas vacciné ses enfants que le jeune candidat dit au docteur Verdé-Delisle qu'il n'a pas, dès lors le droit d'accuser la vaccine d'être la cause déterminante des tubercules.

« Ces mots, dit-il, ne nous laissent aucun doute sur les « antécédents du jeune malade. Le cow-pox n'est donc « pour rien ici dans la production de l'affection tubercu- « leuse, et cette phrase si effrayante de tuberculisation « par la vaccine tombe d'elle-même. »

Il nous semble que le jeune candidat n'a pu voir dans aucune partie du livre du docteur Verdé-Delisle que cet auteur ait attribué exclusivement au vaccin l'origine des tubercules.

Un seul fait y est constaté, c'est que cette affection, depuis la déplorable invention de l'inoculation vaccinale, est

mieux étudié la question de la vaccine, qui ont fait le plus grand nombre de vaccinations, sont précisément ceux qui évitent plus particulièrement d'en faire usage dans leur famille.

Ainsi, aux deux exemples que nous venons de citer, nous pourrions encore ajouter M. le Dr Bayard de Cirey, qui, dès le début de sa carrière, obtint de l'Académie de médecine de Paris, pour le zèle qu'il déploya comme vaccinateur, trois médailles, savoir :

Le 20 septembre 1815, une médaille d'argent ;

Le 21 novembre 1816, médaille d'or ;

Le 31 décembre 1818, une médaille d'argent.

M. Bayard ayant, par une étude sérieuse, mieux approfondi la question, ayant reconnu l'erreur des vaccinateurs et les dangers de la vaccine, se garda bien de vacciner son enfant, il l'inocula, et, comme acte de contrition, pour réparer le mal qu'il avait pu faire en propageant trop longtemps le spécifique de Jenner, il voulut que la valeur des récompenses qu'il avait acquises comme vaccinateur, fût employée en publications destinées à démontrer les dangers de la vaccine.

Il est vrai que pour prix de ce désintéressement il eut la profonde douleur de s'entendre traiter de *renégat* par les vaccinomanes.

devenue infiniment plus considérable qu'autrefois, et que le vaccin détermine la tuberculisation pulmonaire d'une manière mécanique, c'est-à-dire que, ce virus exerçant exclusivement toute son action sur la surface cutanée, détruisant, en partie, l'extrémité des vaisseaux excréteurs ou éliminateurs, la matière tuberculeuse, convertie par la fièvre varioleuse en matière variolique, ne pouvant plus être expulsée de l'économie par la seule voie fournie par la nature, est alors forcée soit de subir sa dégénérescence sous forme tuberculeuse là où elle a été primitivement déposée, soit encore, et ce sont les cas les plus ordinaires, d'être répercutée sur les intestins sous la forme de variole interne mésentérique.

M. Andral cite le cas d'une affection du poumon fort grave et presque désespérée, dont les symptômes se dissipèrent comme par enchantement, en même temps qu'une petite-vérole commença à s'effectuer.

Les deux observations publiées par le docteur Verdé-Delisle sont d'une très-grande importance, d'abord pour nous éclairer sur la nature d'une matière parfaitement inconnue jusqu'à ce jour, la matière tuberculeuse, puis pour nous démontrer la nécessité de la crise variolique chez la plupart des sujets; elles sont significatives, puisqu'elles montrent, question grave, la détuberculisation par la vaccine et l'élimination de la matière tuberculeuse par la petite-vérole!

Nous comprenons l'effet qu'une révélation aussi inattendue a pu produire sur l'esprit des vaccinomanes *quand même* ou des vaccinateurs *matériellement* intéressés dans la question.

Cette curieuse révélation fut pour les médecins consciencieux un rayon de lumière. Des recherches fort intéressantes furent faites, et donnèrent des résultats analogues ; d'autres essais sont encore en ce moment en voie d'expérimentation.

Quant aux vaccinomanes et aux médecins que toutes les découvertes dans les sciences dérangent de leurs habitudes routinières, calmes, apathiques, au lieu de s'empresser d'étudier minutieusement cette intéressante question, au lieu de chercher un prompt moyen de réparer la dégénérescence physique et morale que le soi-disant *spécifique* de la petite-vérole a déterminée sur l'espèce humaine, ils se bornent à chercher un moyen de combattre les faits accusateurs qui viennent leur prouver l'erreur de leur doctrine.

Les uns essayèrent de contester ces faits : ce moyen des plus simples, des plus faciles, fut promptement trouvé, sans frais d'imagination, il consista simplement à *nier quand même.*

D'autres, admettant la tuberculisation de ces malades, prétendirent qu'il était impossible que la petite-vérole eût pu éliminer les tubercules dans un si court espace de temps !

Que répondre à des médecins qui, au lieu de s'assurer, par l'expérimentation, de l'exactitude des faits énoncés, se bornent à nier.

L'expérience à faire est cependant des plus simples ; elle consiste à soumettre à l'influence variolique, dans une salle d'hôpital, des individus reconnus tuberculeux, à constater les résultats.

Cette expérience toute philanthropique n'a rien de cruel ni de difficile ; c'est la seule planche de salut qui puisse être offerte à ce genre de malades, c'est la meilleure manière de résoudre ce grand problème.

A ceux qui ont objecté la trop courte durée de

l'éruption variolique, et qui ont pensé que ce temps devait être insuffisant au grand drame de la détuberculisation et d'élimination de cette matière par la petite-vérole, nous rappellerons le rapprochement que fait Rhazès de la fermentation du vin et de la fermentation variolique; nous dirons que le moût du vin met à se séparer de la liqueur fermentée exactement le même temps que la matière *tuberculo-variolique* met à être expulsée de notre économie.

Enfin, du moment qu'il est reconnu qu'une phthisie galopante peut parcourir toutes ses périodes dans l'espace de vingt jours, pourquoi, à plus forte raison, n'admettrait-on pas que les tubercules dissous et portés dans la circulation par la fermentation variolique ne puissent être éliminés à la peau dans le même laps de temps?

CHAPITRE V.

LA FRANCE VACCINÉE; OU EXPOSÉ SOMMAIRE DU DÉBAT ENTRE LA VACCINE ET L'ARITHMÉTIQUE.

MOUVEMENT ANNUEL MOYEN DE LA POPULATION FRANÇAISE.

Époques comparées.	Naissances.	Décès.	Différences.
De 1770 à 1784. (Moyenne, 1777).	977,738.	837,580.	140,158
De 1817 à 1828. (Moyenne, 1823).	998,145.	770,370.	218,766
De 1820 à 1840. (Moyenne, 1835).	997,214.	837,252.	159,962

DISCUSSION DE CES FAITS.

PREMIER FAIT. — Du dix-huitième siècle à la période moyenne 1823, le chiffre des naissances augmente de 20,407 [1]; mais loin que cette augmentation donne lieu, comme on devrait s'y attendre, à un accroissement proportionnel dans les décès, ceux-ci diminuent de 58,201, en sorte que l'excédant des naissances sur les décès augmente de 78,608.

PREMIÈRE CONCLUSION. — Ce fait indique évidemment que, dans l'intervalle qui sépare les deux époques, on a mis en usage un procédé nouveau, dont l'influence sur la conservation des enfants a été prodigieuse. C'est nommer LA VACCINE, importée en France en 1800 !

DEUXIÈME FAIT. — De la période 1823 à la période

---

[1] Les morts-nés sont compris aux naissances et aux décès, à raison de 3,14 p. 100 des naissances.

1835, le chiffre des naissances diminue quelque peu ; mais, loin que les décès suivent une marche parallèle, comme on devrait s'y attendre, ils augmentent de tout ce dont ils avaient précédemment diminué, et se retrouvent au chiffre du XVIIIe siècle !

Deuxième conclusion. — La vaccine n'a donc eu, sur la santé publique, qu'un effet *temporaire*. L'effet produit, la nature a repris ses droits et, conformément aux lois fondamentales de la mécanique, *la réaction a été égale à l'action*. Propagée activement dès 1803, la vaccine a donc cessé, vers 1817, d'agir sur les premiers enfants soumis à son influence, en sorte que, de 1817 à 1840, de 17 à 40 ans environ, les sujets vaccinés ont payé leur tribut à la mort. L'art n'a fait que déplacer la nature !

CONCLUSION GÉNÉRALE.

La mort prélève aujourd'hui sur la jeunesse le tribut que la petite-vérole imposait, avant la vaccine, au premier âge de la vie.

L'action de ce spécifique, essentiellement temporaire, n'a donc fait que rejeter sur l'âge viril les charges que la nature destinait à l'enfance. Quel que soit le nom des maladies, fièvres typhoïdes, scrophules ou phthisie, ce n'est, après cela, pour l'économiste, qu'un détail insignifiant, qu'un problème, sans importance majeure. Il ne considère que le fait en lui-même ; car ce fait est une calamité déplorable !

Par une conséquence forcée de ce déplacement dans le nécrologe, la population française a augmenté en enfants et en adolescents, sans augmenter en hommes faits dans une proportion équivalente. Ainsi, on comptait, au XVIIIe siècle, environ 3 mineurs pour 5 majeurs, et on en compte 4 maintenant! 35,783,057 habitants recensés en France en 1851, ont fourni, au 2 décembre 1852, 9,843,076 électeurs *inscrits*, ce qui, en tenant compte des incapacités *légales*, répond à 19,883,000 majeurs des deux sexes.

Au banquet de la grande famille, qui suffisait à peine, en 1827, à l'entretien de trente-deux millions d'individus, sont venus s'asseoir quatre millions de parasites, incapables de travailler pour vivre!

Telle est la maladie *sociale* que la découverte de la vaccine a imposée à la France; maladie effrayante qui doit émouvoir, au plus haut degré, la sollicitude des économistes et celle des gouvernements; car, si elle débute obscurément par la misère et le suicide, elle finit, en s'étendant, par le paupérisme et la jacquerie. *Caveant consules!*

Une grande nation malade ne doit pas être traitée comme une petite maîtresse. Lui cacher la vérité, c'est la conduire à sa perte et s'en rendre le complice. Nous allons donc la dire tout entière...

Expellas naturam furca, tamen usque recurret.
Chassez le naturel, il revient au galop.

Une révolution providentielle immense s'est accom-
plie en France, depuis que la vaccine y a été introduite,
c'est-à-dire depuis la fin du dix-huitième siècle.

Un seul phénomène suffit pour caractériser cette éton-
nante révolution ; ce phénomène, le voici :

PROPOSITION PREMIÈRE.

*Le nombre des mariages a augmenté en France, en pro-
portion triple du nombre des filles en âge d'être
mariées.*

DÉMONSTRATION.

L'augmentation proportionnelle du nombre des jeunes
hommes, soumis à la loi du recrutement, indique évidemment l'augmentation correspondante du nombre des
jeunes filles, en âge d'être mariées.

Or, voici les chiffres annuels moyens des mariages et
des conscrits [1] en France, à deux époques séparées par
un intervalle moyen de 12 ans :

[1] Le nombre des conscrits est celui des *appelés* au tirage, qui diffère
toujours quelque peu de celui des jeunes gens *inscrits* sur les listes dé-
partementales.

PÉRIODES duodécennales.	ANNÉES moyennes.	MARIAGES annuels.	CONSCRITS annuels.
1817 à 1828.................	1823............	233,226.....	287,216
1829 à 1840.................	1835..	265,100.....	299,266
Augmentation en 12 ans.................		31,874.....	12,020
Accroissement proportionnel.............		137.....	42

Donc, cette proposition n'est pas contestable.

DISCUSSION DE CE FAIT.

Pour expliquer la disproportion croissante entre le nombre des mariages et celui des conscrits en France, de 1817 à 1840, on peut supposer que le célibat a été en progression décroissante; mais il n'est pas difficile de démontrer que cette hypothèse consolante n'est point fondée. Les chiffres qui suivent ne permettent pas le doute sur ce point essentiel.

En effet, dans le cours de huit années (1840 à 1847, *Annuaires*) on a compté à Paris, savoir :

DÉCÈS FÉMININS DE 50 A 70 ANS

8,214 entre 50 et 60 ans, dont 1,751 célibataires, ou 21 p. 100
9,853 entre 60 et 70 ans, dont 1,875 célibataires, ou 19 p. 100

Total. 18,067 entre 50 et 70 ans, dont 3,626 célibataires, ou 20 p. 100

Or, sauf de bien rares exceptions, les femmes ne sont plus recherchées en mariage entre 50 et 70 ans. On voit donc que la proportion des célibataires *nubiles* est à Paris de 20 p. 100, et qu'elle a augmenté, plutôt que diminué, dans les dix années qui séparent les deux premières lignes de ce tableau sommaire. Ce fait ne peut évidemment être regardé comme particulier à la capitale de la France, et montre qu'il faut chercher, ailleurs que dans l'hypothèse précitée, l'explication satisfaisante de la disproportion croissante que l'on remarque entre le nombre des mariages et celui des conscrits correspondants.

Cela posé, dans un pays où la polygamie est interdite, il est facile de voir que *la seule* explication possible d'un pareil phénomène est dans le nombre croissant des mariages de veufs et de veuves. Le calcul suivant est destiné à préciser ce fait d'une manière approximative.

Mouvement annuel moyen des mariages en France.

	1817-1828	1829-1840
Nombre des filles à marier (15 à 25 ans).	287,246	299,266
Restent célibataires 20 p. 100, soit	57,449	59,853
Se marient en 1res noces, 80 p. 100, soit.	229,797	239,413
Le nombre total des mariages est	233,226	265,100
Différence, ou veuves remariées	3,429	25,687

Donc, en 12 ans, le nombre des veuves remariées est devenu sept à huit fois plus grand, tandis que le nombre des premiers mariages n'a augmenté que de quatre à cinq pour cent seulement!

Or, quand le nombre des *seconds* mariages s'accroît, c'est la preuve la plus positive de la mortalité croissante de l'âge viril.

Donc, *la mortalité de l'âge viril s'est accrue en France, de 1817 à 1840, d'une manière phénoménale.*

De cette conclusion générale et incontestable, il convient maintenant de passer au détail des faits principaux qui se sont produits simultanément. Tel est le but des propositions qui vont suivre.

PROPOSITION DEUXIÈME.

En moins d'un demi-siècle, la mortalité a doublé dans les rangs de la jeunesse de 15 à 30 ans.

DÉMONSTRATION.

1° POPULATION FÉMININE. — Les décès féminins annuels,

entre quinze et vingt-cinq ans, comparés à la population féminine du même âge, dans la ville de Paris, présentent les résultats suivants [1] :

Époques.	Décès.	Population.	Rapport.
De 1710 à 1799	400	50,000	0,0080
Dans l'an 1813	541	67,452	0,0080
De 1813 à 1821	802	76,486	0,0103
De 1847 à 1855	1,635	101,936	0,0160
Dans l'an 1855	2,085	113,620	0,0184

Donc, cette deuxième proposition n'est pas contestable, même pour les femmes, puisqu'il n'a fallu que trente-huit ans (1813 à 1851), pour doubler leur mortalité.

Or, la population féminine, ne recevant des orages et des commotions politiques qu'un contre-coup très-affaibli, menant d'ailleurs, une vie plus régulière et moins exposée aux dangers accidentels que la population mâle, est, par suite, plus convenable que celle-ci pour étudier les lois providentielles qui font varier la mortalité.

2° Armée française. — Pour juger maintenant des influences providentielles sur la mortalité de la jeunesse mâle, il est évident qu'en temps de paix, l'armée *de l'intérieur* offre sur ce point, entre dix-huit et trente ans, à quelque époque que ce soit, des termes de comparaison d'une rigueur presque mathématique, en raison de son mode de recrutement, de son alimentation et de ses habitudes identiques. Or, voici comment s'exprimait, à cet égard, le docteur Daignan, médecin en chef des armées du roi, en 1787 :

« Par les recherches que j'ai faites depuis quatorze « ans, il m'a paru que, dans les Pays-Bas, *le tiers*, ou à « peu près, de la garnison passait chaque année aux

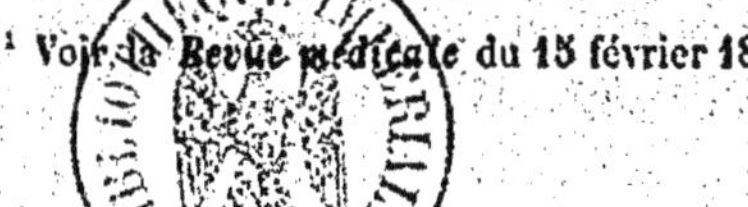

____
[1] Voir la *Revue médicale* du 15 février 1857.

7

« hôpitaux, et que la perte qui s'y fait, peut être estimée
« de 5 à 8 hommes par bataillon. Si elle va à 10, elle est
« très-forte ; si elle dépasse ce nombre, elle est extraordi-
« naire, à moins qu'il n'y ait épidémie, *ce que je n'ai
« pas vu depuis la paix* [1]. »

D'après cela, il est évident qu'en estimant, au dix-
huitième siècle, la mortalité de l'armée française, en
temps de paix, à 1 pour 100 de son effectif, et la proportion des morts aux malades militaires à 3 pour 100, on
est assuré d'être plutôt *au-dessus* qu'au-dessous de la
vérité.

De 1816 à 1818, au retour de la paix générale, on retrouve la même proportion de 1 pour 100 de l'effectif
pour la mortalité militaire. C'est à partir de cette époque
qu'elle s'accroît avec une extrême rapidité, et le *Moniteur*
du 21 décembre 1848 l'évalue à 2 pour 100 de l'effectif,
d'après les documents officiels fournis par les années an-
térieures à celle-ci.

Donc, cette deuxième proposition n'est pas contestable
pour la population militaire.

3° Tontiniers de Paris. — Deparcieux, membre de
l'Académie des sciences, a calculé, en 1746, la mortalité
des tontiniers de Paris, au moyen des registres authentiques, tenus par l'administration de ces sociétés ; il a
trouvé que, sur 9,382 individus de cette catégorie, âgés
de 18 à 30 ans, il en mourait annuellement 94, soit 1
pour 100, ce qui prouve, sans réplique, que la mortalité
de nos soldats au dix-huitième siècle, ne dépassait pas
celle des tontiniers de Paris à la même époque [2] !

---

[1] *Ordre du service des hôpitaux militaires.*

[2] Voilà le fait, et contre ce fait, viennent échouer toutes les contradictions de quelques statisticiens hygiénistes!...

4° POPULATION PARISIENNE. — Sur 100 décès généraux, *au-dessus* de l'âge de 20 ans, Buffon en compte à Paris, 11 entre 20 et 30 ans, vers le milieu du dix-huitième siècle, tandis que, de 1835 à 1852, les registres de l'état civil indiquent une proportion double, c'est-à-dire 22 pour 100. En 1855, cette proportion s'est même élevée à 26 pour 100!

Donc, la proposition présente n'est contestable, en définitive, ni pour la population féminine, ni pour les soldats de l'armée française, ni pour la population civile des deux sexes.

Sur 100 décès de *tontiniers*, âgés de plus de 20 ans, Deparcieux n'en compte que 10, entre 20 et 30 ans. Il en résulte que, toutes choses égales d'ailleurs, la mortalité des tontiniers est moindre *d'un onzième* que celle de la population générale, bien que, comme on vient de le voir, elle ne soit pas inférieure à celle des soldats.

C'est que les soldats sont des hommes *de choix*, et que leur organisation est telle, qu'ils peuvent passer par des épreuves, auxquelles ne résistent pas les ouvriers de Paris. Il est donc naturel de conclure, de ce qui vient d'être dit, que les tontiniers de Paris, au dix-neuvième siècle, meurent, entre 20 et 30 ans, dans une proportion *double* de celle fixée par la table de Deparcieux.

5° POPULATION GÉNÉRALE DE LA FRANCE. — En l'an X, la population totale des 108 départements d'alors s'élevait à 34,976,313 habitants [1].

A cette époque, le rapport de la population de 20 à 30 ans à la population générale était bien connu, en rai-

---

[1] Peuchet. — *Statistique élémentaire de la France* (1805).

son des nombreuses levées militaires faites depuis le 25 juin 1791, et Duvillard fixa ce rapport à 0,164, avec l'approbation de l'Académie des sciences.

La population de 20 à 30 ans s'élevait donc, en l'an X, à 5,736,000 habitants des deux sexes, à très-peu près, sur lesquels 44,280 moururent dans le cours de l'année [1], soit 77 sur 10,000, ou 1 sur 130,

D'après tout ce qui a été démontré précédemment, on doit conclure que la mortalité, ayant doublé à cet âge, doit être estimée en France, de 1847 à 1855, à 154 sur 10,000 habitants, ou à 1 sur 65.

Il est très-remarquable que M. Mathieu, membre de l'Académie des sciences et du bureau des longitudes, est arrivé à une conclusion *identique*, par des considérations mathématiques d'un tout autre ordre! Dans la table n° II de l'*Annuaire*, il évalue, en effet, depuis 1853, le nombre des habitants des deux sexes, âgés de 20 à 30 ans, à 5,720,977 et à 87,752 le nombre annuel correspondant des décès du même âge, soit à 1 décès sur 65 habitants! Le chiffre 87,752 résulte de la différence entre la population de 19 ans 1/2 à 20 ans 1/2 et celle de 29 ans 1/2 30 ans 1/2.

En résumé, l'énoncé de notre deuxième proposition, la plus importante de toutes, s'applique à toutes les classes de la société en France et a pour base des faits incontestables.

---

[1] *Moniteur officiel* de l'an XII.

PROPOSITION TROISIÈME.

*En moins d'un quart de siècle, la proportion des morts
aux malades a doublé dans les hôpitaux militaires.*

DÉMONSTRATION.

Voici le mouvement annuel moyen des deux grands hôpitaux militaires de Paris, à trois époques différentes,
afin qu'on puisse juger les effets produits, avant d'examiner à quelle influence ils sont dûs.

Proportion des morts aux malades.

Hôpitaux et Epoques.		Morts.	Malades.	Proportion.
Val-de-Grâce,	de 1816 à 1818 ...	139 ...	4,835 ..	2, 88 0,0
	de 1819 à 1824 ...	220 ...	5,861 ..	3, 91 0,0
Gros-Caillou,	de 1838 à 1843 ...	411 ...	5,867 ..	7, 02 0,0

Donc cette proposition est incontestable.

OBSERVATION.

La vaccine fut introduite à Paris, à l'origine du dix-
neuvième siècle, et de nombreuses expériences y furent
faites par les soins du comité central, de 1800 à 1801. Ces
expériences, couronnées de succès, excitèrent l'enthousiasme des habitants de la capitale, qui se hâtèrent de
faire l'essai du merveilleux spécifique sur leur propre famille. C'est ainsi qu'une grande quantité d'enfants *de
tout âge*, jusqu'alors épargnés par la petite-vérole, furent
vaccinés à Paris, dans le cours de l'année 1801.

Il suit de là que, dans les années 1818 et 1819, mais
plus particulièrement dans cette dernière, la garnison de
cette grande ville contenait déjà beaucoup de *natifs*, engagés volontaires, même jeunes soldats, ayant été vacci-

nés dans leur enfance; voilà ce que le lecteur ne doit pas oublier, en examinant le tableau qui précède. Puisque la proportion des morts aux malades militaires a doublé en même temps que la proportion des morts avec l'effectif, si la proportion des *malades* avec l'effectif n'a pas augmenté, l'instruction des médecins de l'armée, étant d'ailleurs, au moins aussi grande aujourd'hui que dans le dix-huitième siècle, il est évident alors, que pour devenir plus meurtrières, il a fallu que les maladies devinssent plus graves.

PROPOSITION QUATRIÈME.

La mortalité, afférente à la variole, a doublé dans l'armée, depuis que les soldats sont vaccinés.

DÉMONSTRATION.

De 1817 à 1819, sur 54,000 hommes de 20 à 30 ans, domiciliés dans la ville de Paris, 24 moururent par suite de petite-vérole, en moyenne annuelle, c'est-à-dire 45 sur 100,000 [1].

PROPOSITION CINQUIÈME.

Les varioles internes mésentériques dites fièvres typhoïdes, sont à peu près six fois plus funestes pour les vaccinés que pour les non vaccinés.

DÉMONSTRATION.

MM. Louis et Chomel ont démontré, par des faits nom-

[1] *Annuaires du bureau des longitudes.*

breux et incontestés, qu'à l'Hôtel-Dieu de Paris, *le tiers* des malades atteints de fièvre typhoïde succombent; mais ils n'ont pas distingué les sujets vaccinés de ceux qui ne l'étaient pas.

Cette omission a été réparée, en 1854, par M. le docteur Perrin qui, avec l'aide de M. le docteur Piédagnel, a constaté que, sur 38 malades non vaccinés, atteints de fièvre typhoïde, 3 avaient succombé. Il a reconnu, en outre, ainsi que l'avaient déjà fait d'autres médecins, que les *deux tiers* des sujets, atteints de ces fièvres, sont vaccinés.

Ces préliminaires posés, il devient facile de connaître la mortalité afférente à cette maladie, soit en cas de vaccination, soit dans l'état naturel.

En effet, sur les 114 sujets qui ont été l'objet des recherches de M. le docteur Perrin à l'Hôtel-Dieu de Paris [1], on doit penser qu'il en est mort *le tiers*, c'est-à-dire 38; ce qui, en définitive, conduit aux résultats suivants :

Sur 76 sujets vaccinés, il faut compter 35 morts.
Sur 38 sujets *non* vaccinés............. 3   id.

Donc, la probabilité de mourir, par suite de fièvre typhoïde, est de 35/76 pour les vaccinés et de 6/76 pour ceux qui ne le sont pas. En résumé, le danger est, pour les premiers, plus grand que pour les seconds, dans le rapport de 35 à 6.

CONCLUSION GÉNÉRALE.

Le doublement de la mortalité de la jeunesse des deux

---

[1] *Union médicale* des 10, 12 et 15 août 1854.

sexes est donc bien évidemment dû aux fièvres varioleuses, retardées dans leur éclosion par l'usage de la vaccine.

PROPOSITION SIXIÈME (COMPLÉMENTAIRE).

L'aggravation des maladies de la jeunesse, depuis l'année 1813, est la conséquence des vaccinations pratiquées sur les enfants, depuis l'année 1800.

DÉMONSTRATION.

1° Sur 1,000 soldats malades, reçus à l'hôpital du Val-de-Grâce, il en est mort, savoir [1] :

> En 1816 et 1817. 26
> En 1818 et 1819. 43

2° Sur 1,000 *fiévreux*, reçus dans le service médical fait aux mêmes époques, dans cet hôpital, par Broussais et Desgenettes, il en est mort, savoir :

En 1816 et 1817 {	Semestres d'été. 21	}	51
	Semestres d'hiver. 30		
En 1818 et 1819 {	Semestres d'été. 50	}	81
	Semestres d'hiver. 31		

On voit, en premier lieu, que la mortalité des fiévreux était, en 1816 et 1817, à peu près double de la mortalité générale du Val-de-Grâce.

Entre les soldats malades de 1816-1817 et ceux de 1818-1819, il n'y avait, d'ailleurs, aucune différence ; — aucune, si ce n'est qu'en 1818 et 1819, la garnison de Paris contenait déjà beaucoup de *vaccinés*, engagés volontaires, tandis qu'en 1816 et 1817, on en comptait à peine quelques-uns.

[1] Duvivier, *Médecine pratique.* 1842.

Cette sixième proposition n'est donc pas contestable et corrobore l'explication donnée dans la conclusion de la précédente ; car tout le monde sait que les fièvres *varioleuses* sévissent principalement du printemps à l'automne, et déclinent après cette saison, comme la végétation, pour reprendre des forces l'année suivante. L'aggravation des fièvres *d'été* doit donc être naturellement attribuée à la complication *variolique*, ainsi que Stoll le fait clairement pressentir dans les chapitres XI et XII de sa *Médecine pratique.*

PROPOSITION SEPTIÈME (COMPLÉMENTAIRE).

En moins d'un demi-siècle, la mortalité s'est accrue DE MOITIÉ *dans la période* FÉCONDE *de la vie féminine.*

Sur 1,000 décès féminins *au-dessus* de l'âge de 15 ans, on en compte à Paris, entre 15 et 45 ans, savoir :

En 1813 , (comme au dix-huitième siècle). . . .	328
De 1813 à 1815 (3 ans)	335
De 1823 à 1825 (id.)	399
De 1833 à 1835 (id.)	414
De 1843 à 1845 (id.)	453
De 1853 à 1855 (id.)	491
Dans l'an 1855	491

En résumé, sur 10,000 femmes adultes de la population de Paris, il en est mort, à très-peu près, 240 en 1813 et en 1855, mais avec la subdivision toute différente que voici [1] :

Ages des adultes décédées,	en 1813,	en 1855.
Entre 15 et 25 ans	21	46
Entre 25 et 45 ans	58	72
Après l'âge de 45 ans	161	122
Totaux, sur 10,000 femmes adultes.	240	240

[1] *Revue Médicale* du 15 février 1857.

Cette septième proposition rend facile l'intelligence des faits qui se passent en France depuis l'année 1817, c'est-à-dire l'augmentation prodigieuse du nombre des mariages en présence de l'immobilité, de la diminution même du chiffre des naissances, ainsi qu'on le voit dans ce tableau sommaire :

Époques.	Mariages.	Naissances.	Rapport.
De 1817 à 1828 (12 ans)	233,226	967,755	4,150
De 1829 à 1840 (12 ans)	265,100	966,855	3,647

Diminution du *Rapport*, en 12 années.... { absolue. 0,503
proportionnelle. 12 0/0.

Les *produits* du mariage ont donc, de 1817 à 1840, diminué, en moyenne, de 1 pour 100, par an, en même temps que la mortalité des *femmes fécondes* a augmenté, *en raison inverse !...*

RÉSUMÉ DES SEPT PROPOSITIONS.

Depuis l'année 1813, la mortalité des adultes de 15 à 45 ans a augmenté de 50 pour 100 ; mais tous les âges, compris entre ces deux limites, n'ont pas été frappés également ; l'âge de 15 à 30 ans a plus particulièrement souffert, toutefois, avec cette différence que les femmes ont été plus cruellement éprouvées, entre 15 et 25 ans, et les hommes, entre 20 et 30 ans ; de telle manière que la mortalité des uns et des autres a *doublé*, dans la plus belle période de leur vie !

Depuis la vaccine, toutes les maladies, hors une seule ; ont, dans leurs rapports avec les âges des sujets qu'elles attaquent, conservé leur marche antérieure, de tout temps signalée. *Seule*, la petite-vérole a renversé la sienne, et transporté ses ravages de l'enfance à la jeunesse [1]!

Or, ce caractère spécial est précisément celui qu'on observe, dans l'immense révolution sanitaire, qui s'accomplit sous nos yeux.

Donc, à défaut de tout autre document, de toute autre induction, ce seul fait corrélatif suffirait pour indiquer que la cause primitive du mal profond, dont souffre la France, est dans la maladie varioleuse même, dont l'éclosion n'est que retardée par le vaccin, et qui, venant compliquer de nos jours, beaucoup plus souvent qu'autrefois, les maladies des adultes, les rend, par suite, plus graves et plus meurtrières.

[1] Décès, causés par la petite vérole, à Paris, *au-dessus* de l'âge de 20 ans.

De 1817 à 1821 (5 ans)	156
De 1831 à 1838 (id.)	675
De 1851 à 1855 (id.)	1,355

En tenant compte de l'accroissement de la population *majeure*, de 1817 à 1851, il résulte de ce tableau sommaire que cette population succombe aujourd'hui aux atteintes de la petite-vérole, en proportion *six fois* plus forte que lorsqu'elle n'était pas *vaccinée* !...

PARALLÈLE DE L'ATTAQUE ET DE LA DÉFENSE.

Nous avons exposé l'attaque, sans détails inutiles, nous allons faire de même pour la défense, laissant de côté les arguments de MM. Ch. Dupin, Roche, Bousquet, Bricheteau, etc., etc., dont M. le docteur Bayard a déjà fait justice [1]. *Non bis in idem.*

Les nouveaux défenseurs de la vaccine font aux calculs de M. Carnot une seule objection. Pour ne pas en diminuer *la force*, nous l'empruntons, en l'abrégeant beaucoup, à la thèse de M. Bertin. La voici donc réduite à sa plus simple expression :

« La mortalité a doublé entre 20 et 30 ans, nous dit
« M. Carnot. — Or, pour premier terme de comparaison,
« cet auteur prend la mortalité des *tontiniers*, et, pour se-
« cond terme, celle des *soldats*. — Il est inutile de faire
« longuement ressortir combien sont différentes la ma-
« nière de vivre, les habitudes, l'hygiène de ces jeunes
« gens, etc. — Donc, la proposition de M. Carnot est fausse
« et je la nie formellement. — Je ne le suivrai pas, d'ail-
« leurs, au milieu des nombreuses propositions qu'il a
« groupées autour de l'accusation capitale, que je viens
« de *réfuter.* »

Les lecteurs qui voudront bien se reporter au 2° de notre deuxième proposition apprécieront la valeur de cette objection *unique*, opposant des mots à des faits !

Passons maintenant aux chiffres de la défense. Aucun d'eux, il faut le dire, n'est authentique. Tous, sans exception, sont plus ou moins douteux. Ainsi :

[1] *Influence de la vaccine sur la population, 1855.*

1° MM. Bertillon et Bertin prétendent qu'en France, sur 1,000 décès généraux, on en comptait, entre 20 et 30 ans, à peu près 65, *avant la vaccine,* c'est-à-dire :

Suivant Montyon 63
Suivant Messance. 68   } en moyenne, 65.
Suivant Duvillard 64

Or, le fait est que le relevé mortuaire *authentique* de l'an X indique 44,280 décès, entre 20 et 30 ans, sur 904,692 décès généraux, c'est-à-dire 49 sur 1,000 et non 65, comme ces messieurs le supposent. La différence est de 16 ou *d'un tiers en plus* que la réalité. 2° MM. Bertillon et Bertin prétendent qu'en France, de 1840 à 1849, le rapport des décès de 20 à 30 ans aux décès généraux a été de 72 sur 1,000.

Or, d'après l'annuaire du bureau des longitudes pour 1853, nécessairement applicable à la période décennale choisie par ces Messieurs, on compte 87,752 décès entre 20 et 30 ans, sur 810,000 décès généraux [1].

Le rapport des décès de 20 à 30 ans aux décès généraux de la France, est, suivant l'annuaire, de 108 sur 1,000 et non de 72, comme ces Messieurs le supposent. La différence est de 36 ou *d'un tiers en moins,* cette fois, que la quasi réalité.

3° « La population *majeure* de la France, dit l'annuaire « du bureau des longitudes pour l'an 1857, doit être « d'environ *vingt millions* d'habitants, puisque le nombre « des électeurs *inscrits* en vertu du suffrage universel, ap- « proche de *dix millions* [2]. »

---

[1] Revoir, pour plus de détails, le 5° de notre deuxième proposition, et l'annuaire de 1853, de la page 222 à la page 229 inclusivement.

[2] Au 2 décembre 1852, il était de 9,843,070 électeurs.

Il en résulte que la population totale de la France étant de *trente-six millions* d'habitants, d'après le dernier recensement, la population *mineure* est d'environ *seize millions*.

Cette déduction est assurément simple et correcte. Cependant MM. Bertillon et Berlin prétendent, sans apporter aucune preuve de quelque valeur à l'appui de leur assertion, qu'il se trouve, en France, *vingt-deux millions de majeurs et quatorze millions de mineurs !*

C'est ainsi que leur plume, merveilleuse comme la baguette d'Armide, transforme les enfants en hommes faits et les adolescents en vieillards ; tant il est vrai que, comme dit le poëte :

> . . . . . *Labor omnia vincit*
> *Improbus.* . . . .

Avec de pareils procédés, on démontre évidemment tout ce qu'on veut aux gens crédules ; mais, par contre, quelle opinion donne-t-on de sa valeur scientifique aux hommes d'intelligence ?

N'allons pas plus loin ! Les défenses ruinées, montrons-nous indulgents pour les deux jeunes défenseurs du vaccin.

> Que peuvent contre un roc, des vagues animées ?
> Hercule a-t-il péri sous l'effort des pygmées ?

THÉORÈME FONDAMENTAL.

« Dans tout pays, où la population ne varie pas d'une
« manière bien sensible par suite d'immigrations ou d'é-
« migrations) — en temps de paix, sous l'empire des
« mêmes lois et toutes choses égales d'ailleurs; — lors-
« que les *produits* du mariage augmentent ou diminuent
« dans un certain rapport, ce fait prouve que la mortalité
« des femmes, *mariées et en âge de produire*, diminue ou
« augmente dans le rapport *inverse*. »

Il est impossible de ne pas remarquer, à ce sujet, que,
de 1816 à 1848, dans le cours d'une génération humaine,
la diminution du rapport des naissances aux mariages a
été, savoir :

1° De 30 pour 100 sur l'ensemble de la France, où les
deux tiers des habitants sont *vaccinés*;

2° De 40 pour 100 dans la Sarthe et dans la Côte-d'Or,
où les *neuf dixièmes* des habitants sont dans le même cas;

3° Enfin, de 3 à 4 pour 100 seulement dans le département de l'Aveyron, où l'on compte à peine *une* vaccination sur 10 naissances !...

4° M. John Gibbs a appliqué le même théorème à l'Angleterre, et a trouvé que la diminution des produits du
mariage a été seulement de 1/2 pour 100 *annuellement*, de
1831 à 1847, c'est-à-dire *moitié* de ce qu'elle a été en
France, où la vaccine est *deux fois* plus répandue [1]

La conclusion à tirer de ces faits, relativement à l'influence de la vaccine sur les naissances, ne paraîtra sans
doute équivoque à personne.

[1] *Morning Herald.* — 4 avril 1857.

APPENDICE.

L'opinion publique, surexcitée par un récent article du journal anglais *The Times*, a été grandement émue, tant à la tribune de l'Académie des sciences morales et politiques, que dans la presse quotidienne, de la diminution progressive du rapport des naissances aux mariages en France, et par suite de l'accroissement de population depuis l'année 1821.

L'article suivant, extrait du journal l'*Univers* du 10 mai 1857, traite cette question de manière à ne laisser aucun doute sur la cause mathématique visible de ces faits. Nous avons cru opportun de reproduire ici cet article.

Problème.

Quelle est la cause, *mathématiquement visible*, de la diminution progressive du rapport des naissances aux mariages en France, depuis l'année 1820?...

Discussion des faits et solution.

1ᵉʳ FAIT. — Le rapport des naissances aux mariages a été :

    1° 4,51 de 1776 à 1780 (Necker);
    2° 4,52 de 1817 à 1820 (Annuaire);
    3° 3,93 de 1821 à 1830 (Idem);
    4° 3,48 de 1841 à 1853 (Idem);

1ʳᵉ CONCLUSION. — Le mouvement *rétrograde* n'a commencé qu'après l'an 1820. — C'est à son *origine* qu'il s'est montré *le plus* rapide, puisqu'à un intervalle moyen de 7 années, qui sépare la *seconde* période, étudiée ici, de la *troisième*, correspond une diminution égale à 0,59;

tandis que, de la *troisième* à la *quatrième* période, en 22 ans, la perte n'est plus que de 0,481...

Donc, quelle que soit la cause de cette étrange révolution, elle a exercé son action *maxima* sur les femmes qui sont mariées, de 1821 à 1830, et sur les enfants issus de ces mariages....

2ᵉ FAIT. — L'état civil a enregistré, en moyenne annuelle :

(2°) De 1817 à 1820, 210,531 mariages et 931,208 naissances.
(3°) De 1821 à 1830, 257,619   991,000

Augmentat. en 7 ans,   37,068 ou 17 0,0   22,852 ou 2 1/2 0,0.

2ᵉ CONCLUSION. — Ce n'est donc pas à la diminution des naissances, mais à l'accroissement *insolite* des mariages, qu'est due la diminution de leurs *produits* moyens.

Quelle a été la cause de cet accroissement insolite de mariages ? Voilà ce qu'il faut chercher maintenant.

3ᵉ FAIT. — Les tableaux du recrutement ont enregistré :

(2°) De 1817 à 1820, 400,983 hommes de 20 à 21 ans.
(3°) De 1821 à 1830, 283,258

3ᵉ CONCLUSION. — L'augmentation insolite des mariages entre ces deux périodes n'a pas été déterminée, bien évidemment, par une augmentation insolite de jeunes gens !...

4ᵉ FAIT. — Les naissances sont subdivisées de la manière suivante :

(2°) De 1817 à 1820, 837,901 légitimes et 63,301 naturels.
(3°) De 1821 à 1830, 901,030   70,000

Augmentat. en 7 ans,   10,186 ou 1,8 0,0   6,699   ou 10,6 0/0.

4ᵉ CONCLUSION. — L'augmentation insolite des mariages entre ces deux périodes n'a pas été déterminée, bien évidemment, par une diminution insolite des *célibataires !...*

CONCLUSION GÉNÉRALE. — Après les deux conclusions qui précèdent, l'augmentation insolite des mariages ne peut recevoir *aucune* autre explication qu'un accroissement également insolite de veufs et de veuves, se mariant en *secondes* ou *troisièmes* noces !...

Or, un accroissement extraordinaire de jeunes veufs et veuves résulte évidemment d'un accroissement extraordinaire de décès dans *l'âge viril.* Donc, c'est à l'accroissement insolite de la mortalité *juvénile* qu'est due, en définitive, l'*apparente* stérilité des mariages, qui s'explique dès lors par cette raison naïve qu'une femme n'a pas plus d'enfants avec trois maris successifs, qu'avec un seul qu'elle conserve en bonne santé !...

L'effet produit par cette augmentation extraordinaire de décès parmi les jeunes femmes, de 1821 à 1830, apparaît clairement dans le tableau sommaire qui suit :

Excès des naissances féminines sur les décès.

96,805 de 1817 à 1826 (année moyenne 1821).
60,363 de 1826 à 1835 (année moyenne 1830).
45,128 de 1844 à 1853 (année moyenne 1848).

La diminution progressive de l'accroissement de la population a donc absolument la même cause que l'*apparente* stérilité des mariages....

« La mort, sous des noms inconnus au dix-huitième « siècle, prélève aujourd'hui sur la jeunesse le tribut « qu'elle imposait alors à l'enfance. »

Voilà pourquoi la population française a vu son accroissement *normal* augmenter, de 1801 à 1821, et pourquoi il diminue depuis cette époque [1].

[1] Voici un extrait curieux d'un travail du chef de bureau de statistique, M. Legoyt, inséré dans l'*Annuaire du bureau des longitudes* pour 1857, (page 636).

FRANCE. — MOUVEMENT DE L'AN 1854.

NAISSANCES.		DÉCÈS.		EXCÉDANT DES DÉCÈS.	
Mâles.	Femelles.	Mâles.	Femelles.	Mâles.	Femelles.
473,834	449,627	498,265	494,514	24,431	44,877

M. Legoyt fait observer avec douleur que cet excédant considérable des décès sur les naissances se produit en France *pour la première fois depuis 1800* !...

Puis il ajoute : *nous entrons donc dans une période décidément anormale* !

CONCLUSIONS GÉNÉRALES.

C'est avec la plus vive, la plus sincère conviction que nous avons écrit ce livre ; le sentiment du bien de l'humanité a été notre seul but, notre unique mobile. Ni l'ambition, ni l'intérêt, ne sont entrés un seul instant dans nos vues.

Jusqu'à ce jour, nous avons voulu nous tenir en dehors de toute influence afin de juger avec impartialité, et de formuler franchement et nettement notre pensée ; nous avons dit sans hésitation, sans passion, mais sévèrement, ce que nous pensons du vaccin.

Ennemi de toute espèce de faction, on ne nous a jamais trouvé et on ne nous trouvera jamais dans aucune.

Nous avons reconnu que la vaccine était non-seulement inutile, mais qu'elle avait été funeste pour l'espèce humaine, et, afin d'en arrêter, s'il se peut, les désastres déplorables, nous nous sommes décidé à publier notre opinion. Nous n'avons pas craint de la formuler d'une manière affirmative, parce que, depuis le commencement de notre carrière, nous n'avons pas cessé un seul instant d'étudier cette question avec le plus vif intérêt, et qu'aujourd'hui il ne nous est plus permis de douter.

Tout ce que nous avons puisé dans les ouvrages des vaccinateurs depuis l'origine de cette invention jusqu'à nos jours est encore venu confirmer notre jugement.

L'exposé de tous ces faits, de toutes ces observations réunies, sera, nous en sommes certain, le meilleur moyen d'édifier nos lecteurs sur la valeur de la vaccine, il sera aussi nous n'en doutons pas, le meilleur argument qui puisse être fourni contre cette déplorable et malencontreuse découverte.

Jenner croyait-il au vaccin comme préservatif constant de petite-vérole?

Non, sa conduite, ses actions, prouvent qu'il n'était pas sincère; il ne pouvait croire tout au plus à son spécifique qu'une action temporaire; car, il savait trop bien que l'inoculation de la petite-vérole était un préservatif infaillible, puisqu'il l'avait pratiqué depuis le commencement de sa carrière; or, il est évident que c'est parce qu'il doutait encore qu'il ne voulut pas exposer son fils aux chances éventuelles de son spécifique.

Jenner redoutait-il pour l'avenir les résultats que nous avons constatés?

Le doute n'est pas permis à cet égard. Les nombreuses épidémies de petite-vérole qui eurent lieu en France et en Angleterre, épidémies qui sévirent avec autant de vigueur sur les sujets vaccinés que sur les non vaccinés, et dont il fut le témoin dans les dernières années de sa vie, nous l'affirment en même temps qu'elles sont venues confirmer les prévisions du médecin de Barkley.

Cette longue et cruelle leçon aura servi une fois de plus à nous prouver combien il est prudent de laisser à la nature le soin des chances de la vie, attendu que ses écarts sont aussi rares, que sont fréquents et dangereux ceux des novateurs en médecine.

Les principes et les éléments des choses sont si certains et si bien établis par les lois permanentes de la nature, que celui qui s'efforce de les changer agit comme ces alchimistes qui travaillaient à convertir en or les vils métaux, et, qui lorsque leurs efforts multipliés leur en avait

démontré l'impossibilité, finissaient toujours par mettre
à contribution les ignorants et les crédules.

L'homme, en accouplant les animaux d'espèces différentes, a bien obtenu comme résultat des mulets, mais
ces êtres artificiels ne peuvent former une variété, puisqu'ils ont perdu tout pouvoir de procréer.

Il en est temps encore, hâtons-nous de revenir à l'espèce; ne songeons plus à obtenir de déplorables variétés.

Si l'horticulteur n'a pas la précaution d'arracher les
pousses naturelles qui partent des racines de l'arbre qu'il
a greffé, la nature a bientôt repris ses droits, il voit se
dessécher et périr le sujet de son expérimentation.

Le virus vaccin inoculé à l'homme produit exactement
un résultat analogue à celui de la greffe sur le végétal.

La résistance exercée par le virus sur la surface cutanée, en s'opposant d'une manière mécanique, pendant
un certain laps de temps, à l'issu de la petite-vérole, re-
tarde cette crise au dépend de l'organisme; mais, après
quelques années, l'action artificielle, cédant enfin aux
constants efforts de la nature, est suivie d'une réaction
naturelle qui permet à l'éruption variolique de se faire.
Cette circonstance est la plus heureuse terminaison qui
puisse résulter de cette audacieuse tentative.

Commençons donc par respecter l'œuvre de Dieu; que
l'homme reste tel qu'il a été créé; pour cela, *hâtons-nous de
renoncer à cette triste pratique de la vaccine ;* agir ainsi, ce
sera faire le premier pas vers la régénérescence.

Il est douloureux sans doute pour les vaccinomanes de
voir approcher le moment où de si belles, de si riches es-
pérances vont avorter : en vain l'intérêt chez les uns, l'a-
mour-propre chez les autres font encore d'inutiles efforts pour démontrer l'excellence de leur cause ; en vain,

ils comptent sur l'appui des gouvernements; en vain, ils cherchent encore à les tromper avec les mêmes arguments, les mêmes artifices qu'ils ont depuis l'origine toujours mis en usage [1].

Celui, dit Cicéron, qui a trompé cent fois n'a pas perdu le droit de tromper encore.

Tous leurs efforts seront donc vains, toutes leurs combinaisons nouvelles pour sauver leur *marotte* sont désormais inutiles, tous les soins qu'ils mettent encore à dissimuler la vérité sont superflus; La nature est un juge sévère que rien ne peut influencer, que personne ne peut combattre impunément.

L'acharnement, l'exagération de cette secte bizarre, qui, au grand étonnement des siècles futurs, aura compté au nombre de ses adeptes, des hommes sincères et d'un mérite incontestable, ne peut être expliqué que par l'aberration d'un enthousiasme exagéré, par une admiration aveugle, ou par une trop vive et trop fougueuse imagination unie au charlatanisme éhonté.

La vaccine, espérons-le, ne tardera pas à rentrer dans

---

[1] Le docteur Gregory, de Londres, en parlant de toutes les contradictions des vaccinateurs, ajoutait : « Ce sont les hautes autorités médicales, « auxquelles le Parlement assigne la surveillance de la vaccine, qui « cherchent encore à expliquer ou à pallier les imperfections du vaccin. » Nous devons confesser au docteur Grégory que, si la vaccine existe encore en France, c'est grâce aux mêmes moyens, mis à l'ordre du jour dans notre Académie; conséquente avec ce qu'elle a décrété, prôné, soutenu depuis longtemps, elle croit devoir toujours tenter de nouveaux efforts pour sa défense avant de se rendre à l'évidence. Ajoutons toutefois qu'il est dans le sublime tribunal bon nombre de membres qui *in petto* pensent complètement comme nous; ils ne doutent plus! Mais, comme ils sont en minorité, leur position les force encore à garder le silence; respectons leur courage!

Noblesse oblige.

le néant, d'où, pour le bien de l'humanité, elle n'aurait jamais dû sortir.

Détruire cette action du vaccin, qui s'oppose au développement organique de l'homme, briser cette enveloppe qui l'enserre comme une cuirasse, l'étreint, y maintient, y condense le germe variolique, rendre l'essor à la nature est le seul but auquel le véritable médecin doit s'attacher désormais.

C'est ainsi qu'on préservera d'un nouveau et plus grand désastre les générations futures, et bientôt on verra l'espèce regagner la force primitive, dont chaque génération, depuis 60 ans, a sacrifié une part à la vaccine.

Nous ne pouvons rien rêver de meilleur pour l'homme que les conditions normales primitives, que la nature même.

Lorsque Jenner eut l'idée d'exploiter la vaccine, en voyant la mortalité réduite d'un tiers dans les premières années de l'existence, il put croire un instant que cette invention serait un immense bienfait pour l'humanité; peut-être espéra-t-il que la vie moyenne allait suivre ce rapport renversé, et, sous cette bienfaisante découverte, s'accroître presque de moitié.

La Providence ne l'a pas voulu!

La mort prélève aujourd'hui sur la jeunesse laborieuse et féconde le tribut que la petite-vérole imposait autrefois à l'enfance.

Tel a été, pour la France, le résultat réel de la découverte de Jenner!

QUESTIONNAIRE ANGLAIS

Relatif à l'acte d'accusation porté contre la vaccine à la Chambre des Communes.

PREMIÈRE QUESTION.

Il est généralement admis que les individus vaccinés sont, pour la plupart, à l'abri de la petite-vérole, et qu'alors même qu'ils en sont atteints, ils succombent fort rarement. Avez-vous des doutes sur la réalité?

Réponse.

1° La vaccine, au point de vue de préservation de la petite-vérole, est aujourd'hui reconnue complètement impuissante. Depuis longtemps déjà cette question a été résolue, elle ne peut donc plus donner lieu à discussion.

Jenner, Husson, Colon, etc., en un mot tous les premiers sectaires de la vaccine, ont eu connaissance de cette faillibilité de la vaccine. Ils ont passé une grande partie de leur vie à la dissimuler, à la nier et à dénaturer les faits qui la mettaient en évidence. C'est seulement grâce à ces moyens qu'ils sont parvenus à prolonger cette pratique jusqu'à nos jours.

Sans leur active adresse, il y a longtemps déjà que justice eût été faite de ce soi-disant préservatif de la petite-vérole.

Quand un médecin veut publier un remède nouveau, il

faut qu'il l'ait au préalable soumis au creuset de l'expérience, qu'il se soit assuré de ses bons effets, qu'il les ait souvent vérifiés avec l'attention la plus scrupuleuse, et que ses succès momentanés ne l'aveuglent pas sur les conséquences futures.

Il doit bien se garder de le préconiser avec trop de précipitation comme infaillible, il faut qu'il se donne le temps d'en étudier avec soin le mode d'action, et il ne doit pas lui accorder au-delà de ce qu'il peut tenir.

Si Jenner et ses prosélytes eussent agi ainsi, s'ils eussent prolongé leurs expériences, ils ne seraient certes pas parvenus à détrôner l'inoculation qui avait déjà rendu d'immenses services à l'humanité, et ils n'auraient pas aujourd'hui les regrets d'avoir, par cette longue pratique, abâtardi toute l'espèce humaine.

C'est à l'aide de la promesse que firent les vaccinateurs d'extirper la petite-vérole dans l'espace de quelques années, de la surface du globe, qu'ils parvinrent à capter la confiance des gouvernements.

L'inventeur, les propagateurs et le spécifique ont-ils tenu cette sublime promesse ?

Examinons :

Déjà dans les premières années de son importation en France, le docteur Vaume, dans un livre intitulé : *Les dangers de la vaccine*, signalait au comité médical et central de vaccine, établi à Paris, des faits nombreux d'inefficacité de ce spécifique, qui n'était alors qu'en voie d'expérimentation [1].

---

[1] Voyez *De l'inefficacité et des dangers de la vaccine*, par Vaume, médecin de l'hospice du Roule. (Paris, Petit, an IX.)

En 1807, le docteur William Rowley, membre de l'université d'Oxford, professeur au collége royal de médecine, signalait également, outre les accidents déterminés par ce nouveau mode d'inoculation, des faits de non préservation.

Le docteur Moseley, médecin de l'hôpital militaire de Chelsea, membre du Collége de médecine de Londres, produisait également à la même époque, dans une discussion historique et critique sur la vaccine, des faits analogues aux précédents.

Dans un autre ouvrage, non moins intéressant que les premiers, le docteur Squirrel publiait des observations sur l'inoculation variolique et démontrait que ce genre d'inoculation était infiniment préférable à la vaccine.

Enfin, dans un livre publié en France, réunissant ces trois derniers ouvrages, ayant pour titre : *La vaccine combattue dans le pays où elle a pris naissance*, on trouve un tableau contenant plus de cinq cents observations qui viennent, non-seulement prouver l'inefficacité de la vaccine, mais encore les accidents nombreux que l'inoculation de ce virus avait déjà occasionnés.

Il serait trop long de citer ici tous les livres, les brochures, les mémoires et les observations qui, dès l'origine de l'invention du vaccin, en ont démontré soit l'impuissance, soit les dangers.

En 1819, en France, le docteur Gastellier publiait un livre intitulé : *Exposé fidèle des petites-véroles survenues après la vaccination*.

Enfin, en 1823, l'impuissance préservative du vaccin était tellement prouvée par les nombreuses épidémies de varioles qui avaient sévi indistinctement et avec la même gravité sur des sujets vaccinés ou non vaccinés, que le docteur Harder, afin de consolider les effets du spécifique, soulevait la question *des revaccinations*.

Ce médecin, pensant que l'éruption produite par cette seconde vaccination, pourrait entretenir l'effet temporaire de la première, dit qu'il était prudent de renouveler ainsi ce bail avant l'échéance.

Cette question fut portée à l'Académie de médecine de Paris, en 1834 ; mais, fidèle à son principe de ne toucher jamais à cette *brûlante question*, elle lui refusa l'honneur de la discussion.

En 1838, la même Académie fut consultée par le ministre de l'instruction publique sur l'opportunité d'une revaccination générale pratiquée dans les colléges royaux ; une longue discussion s'ensuivit. MM. Double, Chomel, Louis Bouillaud, Guersant, Bousquet, etc., furent pour l'affirmative ; les opposants étaient MM. Devilliers, Rochoux, Cornac, etc. Une enquête fut proposée, mais la majorité repoussa la proposition. Heureuse de trouver une raison pour baser son refus, l'Académie répondit au ministre : « Il n'est pas nécessaire de soumettre à une nouvelle vaccine les élèves des colléges, à la fin de leurs études. »

Enfin, en 1841, sur la proposition de son rapporteur, M. Gaultier de Claubry [1], ce corps savant adoptait les conclusions suivantes :

« La réussite la plus complète de la *revaccination* ne
« prouve pas nécessairement que le sujet avait cessé
« d'être préservé par la vaccine, *et une seconde vaccine*

---

[1] Séance du 2 octobre 1838.

« ne garantira pas plus des chances de la petite-vérole que
« ne faisait la première ! [1]

« Le Gouvernement ne doit donc pas favoriser la re-
« vaccination, *à fortiori*, la prescrire comme une mesure
« générale. [2] »

En 1842, 1843, 1844, l'Académie de médecine per-
siste dans ses mêmes conclusions, qu'elle appuie sur
cette considération, que la revaccination aurait pour résultat *d'ébranler la confiance encore mal établie* du peuple
dans les effets préservatifs de la vaccine.

Cependant, au mois de juillet 1845, elle comprit la
nécessité de modifier ses doctrines; alors, avec une hésitation caractérisée, elle convint que *l'insuffisance possible*
de la vaccine, la *dégénération probable* du virus étant admise, sinon en principe, au moins dans ses conséquences, on *pouvait essayer des revaccinations !*

On conçoit facilement de la part de l'Académie cette
tergiversation, car, céder ce premier point, c'était condamner le vaccin, c'était avouer qu'il ne jouissait que d'une
préservation temporaire, c'était tuer d'un seul coup le
spécifique de Jenner, c'était enfin convenir d'une erreur qui
lui avait donné, depuis près de 50 ans, tant de peine à dissimuler.

Ce premier point de la question étant résolu, nous allons passer au second, c'est-à-dire, examiner et constater
si, sur les sujets vaccinés, les causes d'accidents et de
mort sont aussi grandes que sur les sujets non vaccinés.

Ce travail long et difficile n'a pu être exécuté d'une
manière générale; car, pour cela, il eût fallu le concours
des gouvernements, et la science réduite à ses seules res-

[1] C'était là de la part de l'Académie de médecine un aveu sincère.
[2] Rapport de l'Académie sur les revaccinations, 1839.

sources n'a pu fournir que des solutions partielles; mais en les réunissant, on est pourtant arrivé à une probabilité qui repose sur un nombre de faits assez imposants.

Afin de ne pas être accusé de partialité dans nos recherches, nous citerons d'abord le travail fait par M. Bousquet, le *Prince des vaccinomanes!*

M. Bousquet a fait le relevé des épidémies de variole qui ont régné en France de 1816 à 1841 inclusivement, et, sur 15,921 cas de variole, il en a compté 5,963 sur des personnes vaccinées et 30 récidives varioliques seulement.

Le Gouvernement de Wurtemberg a publié un document d'après lequel la fréquence de la variole chez les vaccinés serait plus grande encore : de 1831 à 1836, il y a eu dans ce royaume 1,677 variolés, dont 1,055 avaient été vaccinés, c'est-à-dire près des deux tiers.

Grégory a publié des tableaux qui comprennent les résultats de la vaccine à son hôpital des variolés de Londres pendant les dix dernières années. On y voit que les cas de variole sur les sujets vaccinés sont encore plus nombreux.

En 1841 il a constaté sur 342 varioles traitées par lui à son hôpital 151 cas survenus chez des vaccinés; en 1842 et 1843 le rapport est le même, mais de 1844 à 1851 il s'élève jusqu'à 54 sur 1,000.

En présence de ces faits que j'aurais pu multiplier, il est impossible de ne pas reconnaître que la variole atteint les vaccinés dans une proportion considérable, et, en les examinant impartialement, il est facile de s'assurer que cette proportion a toujours été en augmentant depuis le commencement de l'inoculation du spécifique de Jenner jusqu'à nous.

Aussi, comme il était impossible aux vaccinomanes les plus obstinés de soutenir plus long-temps que la vaccine remplace avec avantage la petite-vérole, ils durent avouer, que son action n'était que temporaire, et, renoncer dès lors à *l'extinction de la petite-vérole*, rêve fantastique dont ils s'étaient bercés si long-temps; ils durent, pour empêcher la nature de reprendre ses droits, se borner à prescrire les *revaccinations*, mettant désormais tout espoir de préservation variolique dans la *sur-saturation vaccinale* des sujets !

Ne pouvant donc plus prouver que l'invention de Jenner préserve de la petite-vérole, les vaccinomanes changent tout-à-coup de batterie : ils cherchent maintenant à persuader que la vaccine est un moyen de rendre la crise moins grave et moins funeste.

Or, nous allons leur démontrer par des chiffres que c'est encore là une de leurs nombreuses illusions.

A l'hôpital de la Pitié, en 1825, sur 162 vaccinés atteints de variole, 25 succombèrent [1]. Ce rapport, dit M. Bayard, est celui de la mortalité habituelle chez les non vaccinés.

Quelle modification la vaccine a-t-elle donc apportée ?

Selon M. Hœser, la mortalité moyenne de la variole ne serait pas de 15 pour 100.

Elle était à Vienne, de 1810 à 1838, de 11,1 et 46,6, en moyenne 21,6 pour 100; au dix-huitième siècle il y eut, sur 1,000 morts de la petite-vérole, 908 enfants et 92 adultes. La même statistique, faite en 1852, a donné 380 enfants et 620 adultes.

Enfin en terminant ce chapitre, nous avons jugé qu'il serait utile, afin de faire apprécier la valeur des argu-

---

[1] Voir le troisième mémoire de M. Serres, page 17.

ments des vaccinomanes en faveur de leur cause, de reproduire la polémique récente qui vient de s'engager entre MM. les docteurs Eissen et Ancelon.

Dieuze (Meurthe), le 20 avril 1857.

A Monsieur le docteur Caffe, rédacteur en chef du *Journal médical et pharmaceutique*.

Mon honoré confrère,

M. le docteur Eissen, rédacteur en chef de la *Gazette médicale de Strasbourg*, m'autorise à publier dans votre excellent journal sa profession de foi à l'égard de la vaccine et de son influence. Je m'empresse, en conséquence, de vous la communiquer, comme une preuve nouvelle que nous ne fuyons pas la discussion avec les loyaux partisans de Jenner.

« Pour nous, dit M. le docteur Eissen, la question n'est pas là où les « adversaires de la vaccine la placent; elle est la suivante :

« *La vaccine a-t-elle diminué la fréquence, l'étendue et le danger « des épidémies de variole?*

« En vain les adversaires de la vaccine viendront nous dire que les « sujets préservés de la variole meurent plus tard de la fièvre typhoïde « et du choléra; nous leur répondrons toujours que nous aimons mieux « mourir, nous et les nôtres, *six fois* du choléra et *dix fois* de la fièvre « typhoïde, *qu'une seule fois* de la petite-vérole.

« Si la *Gazette médicale de Strasbourg* entre en lice dans la ques- « tion, ce sera dans le sens que je viens d'avoir l'honneur de vous « exposer.

« *Signé;* Eissen, *docteur-médecin.*

« Strasbourg, le 20 mars 1857. »

Les adversaires de la vaccine n'ont que peu de mots à répondre à une pareille profession de foi. Ils conviennent que la vaccine a diminué la mortalité générale due à la variole éruptive; mais ils font remarquer que la diminution a porté sur les enfants, tandis qu'il y a une augmentation considérable des ravages de cette maladie parmi la population majeure, ainsi que le prouvent, sans réplique, les chiffres suivants et authentiques :

DÉCÈS POUR CAUSE DE VARIOLE A PARIS AU-DESSUS DE 20 ANS.

(Annuaire du bureau des longitudes..)

De 1817 à 1821 (5 ans)............ 156 décès.
De 1851 à 1855 (5 ans)............ 1355

En tenant compte de l'accroissement de la population *majeure* de Paris, de 1817 à 1851, on conclut de ces chiffres que la chance de mourir de la variole après l'âge de 20 ans, est aujourd'hui environ six fois plus grande qu'avant l'année 1821, c'est-à-dire avant que les *premiers* vaccinés fussent arrivés à l'âge de 21 ans.

Puisque la variole *éruptive* est devenue six fois plus meurtrière pour la jeunesse, il nous paraît tout naturel d'en conclure, par analogie, que la variole sans éruption (*variola sine variolis*) doit être aussi devenue environ six fois plus meurtrière pour les adultes que du temps de Sydenham, de Boerhaave et de Stoll.

Après cela, tous les goûts sont dans la nature. Aux personnes qui craignent la grêle par-dessus tout et qui, comme M. le docteur Eissen, préfèrent perdre dix enfants par la fièvre typhoïde (variole interne), qu'un seul par la petite-vérole du bon Dieu, nous n'avons pas le plus petit mot à dire. Nous ferons remarquer seulement aux lecteurs qu'une nation qui mettrait en pratique le principe de M. Eissen, ne tarderait pas plus d'un siècle à tomber dans le néant. En France, les deux tiers des départements se dépeuplent; c'est un avertissement indirect qu'il serait imprudent de ne pas écouter.

Agréez, mon cher et honoré confrère, l'assurance de ma considération la plus distinguée.

E.-A. ANCELON.

On le voit, il est incontestable, comme l'ont fort judicieusement observé et prouvé par des chiffres MM. Villermé, Carnot, Ancelon, Bayard, etc., etc., que *la vaccine n'a fait que déplacer la mort !*

DEUXIÈME QUESTION.

Avez-vous lieu de penser ou de soupçonner que la vaccination, en diminuant d'une part, les chances de la petite-vérole, augmente de l'autre, la disposition aux attaques de fièvre typhoïde, de toute autre maladie contagieuse, ou aux atteintes des scrofules et de la phthisie pulmonaire?

Réponse.

L'histoire de la vaccine suffirait pour montrer l'aberration de l'esprit humain et les funestes conséquences de l'enthousiasme irréfléchi.

La découverte de Jenner était à peine connue en France, que, sans examen, sans observation préalable, cette doctrine trouva des apôtres qui en préconisèrent les avantages avec autant de confiance et de témérité qu'ils avaient mis d'audace et de mauvaise foi à combattre l'inoculation. Tous ceux qui nièrent la vertu du spécifique nouveau furent déclarés par eux hérétiques; ils traitaient de mécréant quiconque voulait s'éclairer avant de croire, et tous ceux qui cherchaient à calmer leur délire ou leur imagination exaltée, en les engageant à étudier les effets consécutifs de leur *spécifique*, et à expérimenter encore longtemps avant d'exposer toute l'espèce humaine à cette nouvelle *greffe*.

L'espérance *d'extirper la petite-vérole de la surface du globe* que ce spécifique leur avait fait rêver, les avait rendus sourds, aveugles et fous.

Ils ne voulaient plus rien voir, rien prévoir, rien entendre!

A quoi faut-il attribuer ce délire? A l'empire qu'exerce la nouveauté sur certains esprits. Une fois séduits et dominés, ils sont entraînés par leur imagination exaltée, mais, ce n'est pas avec l'imagination pure que l'on constitue les sciences, dont les plus dangereux ennemis sont l'entraînement et le préjugé.

Sous l'empire du préjugé, l'homme n'a plus d'yeux pour voir, ni d'oreilles pour entendre; le bien, le mal, le vrai, le faux, tout se confond dans son esprit.

Un homme à préjugé se croit outragé lorsqu'on n'admire pas avec enthousiasme ses idées; il voit ce qu'il veut voir, et bien rarement ce qu'il devrait voir; il déguise le vrai, le tronque ou ne fait parade que de ce qu'il croit propre à appuyer son opinion, et craignant enfin, lorsqu'il reconnaît la vérité, d'immoler ce qu'il a tant prôné, il finit par compter ses erreurs au rang de ses devoirs; trop heureux quand le préjugé n'a pas sa source dans l'intérêt sordide et quand ces hommes ne se sont pas dit :

Virtus post nummos.

On peut juger, d'après l'article suivant que nous empruntons à un très-bon et très-estimable journal de médecine [1] à quel degré la *monomanie* de la vaccine peut rendre aveugle.

Cet article, dont nous reproduisons les principaux détails, n'a pas besoin d'être commenté, on peut aisément en tirer des conclusions. Il mérite d'être pris en considération, parce que, outre qu'il est basé sur des observations sincères, il est écrit avec une naïve et candide bonne foi.

LA VACCINE LÉGITIME EST UN VÉRITABLE BIENFAIT.

« A une enquête ayant pour but de constater les résultats produits par la vaccine, il faut nécessairement des faits; voici ceux que, pour ma faible part, je lui apporte :

« En 1827, ma sœur et moi, quoique vaccinés depuis

[1] Voyez le Journal des connaissances médicales (20 avril 1837).

« 25 ans, *nous payâmes notre tribut à une épidémie de pe-*
« *tite-vérole* qui régna dans les plaines de Castelnau-
« dary.

« Si nous ne fûmes pas épargnés, nous n'eûmes ce-
« pendant qu'une varioloïde insignifiante, un peu d'an-
« gine, et presque pas de fièvre.

« En 1822, j'ai eu l'occasion de voir à Quillau une se-
« conde épidémie bien plus grave que la première, non-
« seulement chez des vaccinés, mais encore chez des va-
« riolés.

« Je dois avouer consciencieusement aux vaccinomanes
« que je n'ai jamais pris de virus-vaccin à un sujet sans,
« au préalable, m'être assuré et de sa santé parfaite et
« de celle de ses ascendants, afin que, si un enfant vac-
« ciné avec ce virus venait, par la suite, à présenter des
« dartres, des scrofules, la teigne, ces affections ne fus-
« sent pas mises à la charge de ma vaccination. Je ferai
« remarquer aux vaccinophobes qu'une de mes cousines,
« accusant formellement la vaccine d'avoir provoqué des
« symptômes scrofuleux chez son plus jeune enfant, il
« me fut facile de lui prouver que ses deux filles aînées
« portaient, l'une et l'autre, les stigmates des écrouelles,
« et que son mari lui-même n'avait pas été exempt du
« vice strumeux.

« J'ai cinq enfants, — ma fille aînée de 21 ans, et le
« plus jeune de mes garçons de 7 ans, sont blonds, à
« taille élancée, *délicats, et ne peuvent guère s'écarter d'une*
« *hygiène appropriée.* Ma fille cadette de 18 ans et ses
« deux frères jumeaux de 14 ans sont plus carrés, plus
« forts et robustes, châtains foncés ; ils peuvent, ces der-
« niers, braver impunément toutes sortes de régimes et
« s'exposer, sans crainte, à toute espèce de circumfusa.

« Les deux premiers me ressemblent ; je suis le portrait
« frappant de mon grand-père, que j'ai vu sans cesse
« souffrant, et qui m'a légué, transmise par sa fille, ma
« mère, une constitution qui ne s'est affermie que depuis
« ma trente-cinquième année [1]. Mes trois autres en-
« fants sont l'image fidèle de leur mère, jouissant d'une
« santé inaltérable. La vaccine, on le voit, n'a donc rien
« changé dans les dispositions natives de ma famille.

« Je ferai observer que, médecin pendant cinq ans des
« dispensaires de Toulouse, où sous la direction de l'il-
« lustre Viguerie, les vaccinations se pratiquaient avec
« intelligence et soin ; je n'ai jamais rencontré de vario-
« leux dans cette ville ayant été vacciné. Je puis en dire
« de même depuis environ le même nombre d'années
« que j'exerce à Perpignan.

« Avant de discuter la dégénérescence de notre espèce
« par la vaccine, il conviendrait de la prouver d'une ma-
« nière générale et absolue ; puis il faudrait démontrer
« encore si la force de l'homme, cet être d'intelligence et
« de raison, consiste plutôt dans la richesse de l'appa-
« reil musculaire que dans la réaction nerveuse, l'éner-
« gie morale, la puissance du génie.

« D'autre part, en étudiant l'histoire, nous trouvons
« dans le monde ancien comme chez nous de nom-
« breuses constitutions débiles et dégénérées. L'érudit
« invoquerait-il les Spartiates ? mais nous rappellerions
« nos souvenirs, à notre tour, pour prouver qu'à Sparte
« précisément tout enfant difforme et mal bâti était im-
« pitoyablement délaissé par la mère inhumaine ! Aris-
« tote et Platon, prévoyant combien ils pourraient de-
« venir à charge à la République, ne demandaient-ils

----

[1] C'est-à-dire depuis que notre confrère a eu la petite-vérole.

« pas une loi qui condamnât à mort tous les enfants ve-
« nant au monde faibles et défectueux? (*Politique*, lib.
« vii, cap. xvi; *de Republica*, lib. i.)

« Notre dégénérescence admise et reconnue, si nous
« avions à en rechercher la cause, ce serait dans l'état
« actuel de notre démoralisation, et non dans la vaccine,
« que nous la trouverions peut-être; les bonnes mœurs,
« l'éducation convenable, voilà pour nous la cause es-
« sentielle de la beauté physique et morale de l'espèce
« humaine. L'adolescence pure fait l'homme sain et vi-
« goureux de corps et d'esprit, en dépit même de sa
« constitution délicate et de la vaccine que je ne crain-
« drais jamais de lui pratiquer. »

Perpignan, 20 mars 1857.
LIFAURE, D. M. P.

Nous avons cité cet article afin de démontrer à quel
degré la *vaccinomanie* peut être poussée.

Quel remède trouver à cet entraînement? Comment
combattre ce mal, comment extirper un préjugé aussi en-
raciné? Il n'a fallu qu'un instant pour le faire naître, quel
temps faudra-t-il pour le détruire?

C'est avec des statistiques vraies et sincères, c'est avec
cette science que Napoléon Ier appelait le budget des choses,
qu'on arrivera peut-être à convaincre les vaccinomanes
entêtés, ceux auxquels les observations les plus authentiques, les arguments les plus logiques n'ont pu faire avouer
leur erreur.

M. Carnot, l'un des capitaines d'artillerie les plus distingués de l'armée, a, de nos jours, publié des statistiques
qu'il a établies sans esprit de parti, dégagé de toute influence de doctrine et animé d'une seule passion : celle
de la vérité.

Or, de ces statistiques résulte un fait des plus graves et sans précédent : un dérangement dans l'ordre naturel de la mort. M. Carnot se borne à constater que cette perturbation ne date que de l'introduction de la vaccine en France, et sans en rechercher autrement les causes, il fait un appel aux hommes de l'art et laisse aux médecins le soin de les découvrir et de les faire connaître.

Cette révélation fut un coup de foudre pour les vaccinateurs ; il était désormais évident pour tous que la tentative audacieuse de greffer sur l'homme un virus animal, afin de le préserver d'une crise naturelle, la petite-vérole, avait seule pu déterminer, dans l'organisme une perturbation capable d'entraîner les graves conséquences signalées par la statistique. Cette vérité mathématique était la condamnation de la vaccine et la réalité des chiffres de M. Carnot frappait de mort le spécifique de Jenner.

En présence de cette puissante lumière, de cette vérité mathématique, il n'était plus possible de dissimuler, il n'y avait plus de raisonnements plus ou moins ingénieux à employer pour combattre des arguments aussi puissants, il n'y avait pour les défenseurs de la vaccine que deux partis à prendre :

1° Reconnaître franchement la vérité des faits et ne plus chercher à prolonger une erreur dont ils n'étaient pas les auteurs, *renoncer purement et simplement à la vaccine et revenir immédiatement à l'inoculation, seul préservatif certain de petite-vérole ;*

2° Persister, malgré l'évidence, à l'aide de chiffres habilement groupés, venant renverser ceux de M. Carnot.

Ce fut ce dernier parti qu'on choisit. La chose n'était pas surprenante. Depuis longtemps, nous les voyons habitués à ne rien voir, à ne rien entendre, et à donner chaque jour des démentis formels à la nature.

Cependant, l'entreprise était difficile, MM. les vaccinomanes avaient affaire à un mathématicien consommé, à un savant, qui, vingt années durant, a pâli sur des chiffres.

Or, entrer en lice avec un tel adversaire, n'était pas une entreprise aussi facile à exécuter que la simple dénégation des faits, seul moyen de réfutation mis jusqu'à ce jour en usage par les défenseurs de la vaccine.

Comme on avait à combattre un rude adversaire, il fallait lui opposer un mathématicien habile, un athlète digne de lui : aucun membre de l'Académie de médecine n'osa se présenter dans la lice, peut-être aurait-il craint d'y laisser sa réputation de savant.

Ce fut un médecin de *Montmorency*, dont l'art de grouper les chiffres avait été parfaitement ignoré jusqu'à ce jour, qui se mit en avant.

O Figaro, tu l'avais bien dit : « *Il fallait un académicien*, etc. »

Il est vrai, comme l'a dit un de nos statisticiens les plus distingués, M. Wolowski, qu'il n'est pas de science dont il soit plus facile d'abuser ; c'est un arsenal où chacun va puiser les armes qui lui conviennent, en groupant avec art la preuve numérique alléguée à l'appui des problèmes les plus débattus et des systèmes les plus contraires. Entre les mains d'hommes consciencieux et désintéressés, la statistique doit être le flambeau qui éclaire les faits et non l'instrument qui les torture ; et comme on s'assure de la trempe d'une épée avant d'en faire usage, il faut, avant de se servir d'une statistique, se demander quel en est l'auteur.

On pourrait d'abord demander aux vaccinomanes comment il se fait, que les premiers travaux de l'honorable M. Carnot ayant signalé en 1848 au monde entier, les changements survenus dans les tables de la mortalité, depuis l'introduction de la vaccine en France, ce n'est qu'en 1857, c'est à dire neuf ans après, qu'on essaie de contester et de la réfuter?

Cette réfutation méritait pourtant bien la peine d'être faite, et certes, si les chiffres de M. Carnot n'eussent pas été reconnus sincères, s'ils n'eussent pas été approuvés, il est évident que non-seulement en France, mais dans toutes les Académies étrangères, où les travaux de notre honorable statisticien ont eu un grand retentissement, on n'aurait pas pour rectifier de telles erreurs, attendu les travaux d'un *médecin de Montmorency*; on n'aurait pas attendu une statistique fabriquée exclusivement pour la gloire de la vaccine.

Cette statistique *incroyable* devait être approuvée par l'Académie de médecine. En effet, l'auteur est récompensé, félicité dans les journaux vaccinomanes, au point que, ne sachant plus, sans doute, où abriter sa modestie, et voulant donner une nouvelle et véritable preuve de sa *science des calculs*, il demande, *ex abrupto*, à entrer dans le docte corps, parmi ceux qu'il croit avoir délivrés du spectre de M. Carnot !

Est-ce là une manœuvre habile? Pour l'auteur de la statistique, oui ; mais pour l'Académie de médecine, non.

A qui fera-t-on croire, en effet, que l'œuvre impossible du médecin de Montmorency soit une réfutation sérieuse de la statistique d'un homme qui a un nom dans la science.

Les nains ne terrassent pas les géants, et si David a tué Goliath, ce n'est pas avec des chiffres.

Il est malheureux de voir la marche que les vaccinomanes aux abois cherchent encore à suivre aujourd'hui.

Nous avons démontré, dans le cours de cette brochure, que ce n'est qu'à force de dissimulation, ou d'arguments erronés, que les prosélytes de Jenner ont pu jusqu'aujourd'hui, soutenir leur détestable thèse.

On cherche encore, dans le même but, un nouveau moyen, on tente d'élever de nouvelles batteries.

Ayant reconnu que la base sur laquelle on avait édifié la vaccine était mauvaise, que le mal était dans la racine, on a pensé qu'il était nécessaire de reprendre la question en sous-œuvre.

Or, comme les travaux de M. Carnot avaient appris aux vaccinomanes que, grâce aux statistiques, il n'y avait plus d'hypothèses possibles, et que toutes les théories, plus ou moins vraies, plus ou moins ingénieuses, devaient s'incliner devant les chiffres, on fut d'accord sur ce point : qu'on devait avant tout, commencer par créer des statistiques à l'usage de la vaccinomanie.

C'est sans doute tout exprès et dans le but de prolonger encore, si faire se peut, l'existence de la vaccine, que les foudroyantes statistiques publiées par M. Bertillon ont été confectionnées; ce sont des chiffres que, plus tard, dans leurs argumentations, *les vaccinomanes pourront citer comme article de foi, en faveur de leur élucubration.*

Si ces chiffres eussent été publiés par *un mathématicien sérieux*, par quelque membre de l'Académie des sciences française ou étrangère, par un mathématicien dont les garanties scientifiques eussent été depuis long-temps reconnues, ils auraient pu alors même être pris en considération, être consciencieusement étudiés ; on aurait pu alors les comparer à ceux de M. Carnot, afin de constater de quel côté était l'erreur.

Mais, groupé par un médecin de Montmorency et dans le seul but de défendre une mauvaise cause, ce travail ne peut ni ne doit avoir aucune espèce de consistance !

Voici un précieux tableau que nous allons soumettre à MM. les vaccinomanes, ce travail intelligible pour tous est un état comparatif avant et après la vaccine, de tous les jeunes gens de France qui ont passé aux conseils de révision pour le recrutement de l'armée, et qui ont été exemptés pour cause d'infirmités ou de faible constitution.

Ces chiffres, relevés par M. le Dr Verdé-Delisle aux archives du ministère de la guerre, prouvent de la manière la plus évidente l'augmentation des maladies scrofuleuses et tuberculeuses, et la dégénérescence physique des hommes qui ont subi l'influence du vaccin.

Malheureusement, les plus anciens documents de ce genre que M. Verdé-Delisle ait pu recueillir dans les archives du ministère de la guerre ne datent que de 1816.

Ces matériaux sont, toutefois, très-suffisants pour prouver combien, depuis l'introduction de la vaccine en France, le nombre des jeunes gens exemptés du service militaire pour infirmités s'est rapidement accru.

TABLEAU

Des comptes annuels rendus par les conseils de révision au ministère de la guerre, depuis l'année 1816 jusques et y compris l'année 1854.

CLASSES des ANNÉES.	FORCE DE LA CLASSE de Recensement.	NOMBRE DES JEUNES GENS soumis au Conseil de Révision.	NOMBRE DES EXEMPTÉS pour défaut de taille.	NOMBRE DES EXEMPTÉS pour infirmités.	NOMBRE POUR 100 pour infirmités.
1816	280,296	123,279	9,087	21,012	16,17
1817	298,202	115,063	10,019	22,003	19,90
1818	309,191	110,262	10,054	27,370	24,62
1819	307,705	111,617	11,117	32,310	29,03
1820	288,528	103,140	10,805	30,107	28,63
1821	279,227	107,088	11,483	33,512	31,03
1822	274,740	105,218	9,805	34,150	32,45
1823	206,534	101,376	10,448	34,112	32,67
1824	273,964	147,978	12,623	49,121	33,13
1825	200,566	149,736	13,210	50,160	33,50
1826	283,906	153,991	13,992	53,521	34,79
1827	283,822	152,638	13,291	53,268	34,62
1828	282,083	152,715	12,915	54,001	35,35
1829	204,975	149,153	13,025	51,422	26,55
1830	201,593	161,937	11,667	43,012	26,55
1831	295,978	171,541	15,035	47,331	27,70
1832	277,477	166,375	14,262	43,000	26,35
1833	285,805	172,497	15,078	48,175	27,00
1834	226,298	171,772	14,466	48,310	27,91
1835	309,376	173,705	14,834	49,009	28,20
1836	309,510	179,317	14,843	53,738	29,85
1837	294,621	178,613	14,139	51,569	30,55
1838	287,311	174,607	13,214	51,859	29,69
1839	314,521	180,108	12,028	57,587	30,98
1840	300,717	170,778	13,865	51,688	31,56
1841	306,822	175,811	12,754	54,878	31,58
1842	304,222	180,400	13,918	58,262	32,20
1843	304,098	170,327	12,672	58,622	32,60
1844	308,000	173,462	11,800	51,565	32,48
1845	300,775	172,288	11,666	53,591	36,40
1846	307,091	173,910	11,203	56,013	31,31
1847	304,905	160,460	13,768	41,836	
1848	305,124	166,891	11,191	49,217	26,16
1849	304,905	167,518	11,172	49,775	29,47
1850	303,712	161,403	10,256	48,433	29,46
1851	311,218	161,077	9,699	46,836	29,36
1852	295,782	139,939	9,859	45,911	29,14
1853	301,295	253,749	15,329	62,376	28,76
1854	306,662	261,121	17,951	62,564	27,88

Il résulte de ce tableau, que les réformes pour infirmités qui, en 1808, n'étaient que de 5,88 pour 100, se sont progressivement accrues jusqu'à plus de 35 pour 100.

Et nunc intelligite !

C'est par des statistiques du genre de celle-ci, faites dans tous les pays, et d'après l'analogie des résultats, plutôt que par des arguments captieux et des chiffres imaginaires, qu'on pourra véritablement juger quelle a été pour l'espèce humaine le résultat de cinquante-six années d'inoculation vaccinale.

Il est un moyen tout simple d'arriver à connaître promptement la vérité.

Ce serait d'établir l'enquête suivante dans tous les régiments des armées françaises et étrangères.

On relèverait dans chaque régiment le nombre des soldats qui ont eu la petite-vérole ; on dresserait un état de la taille, de la santé, du tempérament et de la constitution plus ou moins vigoureuse de ces hommes, de la manière dont ils ont supporté les fatigues de la guerre ; on enregistrerait le nombre de journées d'hôpital qu'ils ont coûté au gouvernement depuis leur entrée au service ; puis, on ferait un état semblable sur un nombre égal de soldats vaccinés pris au hasard dans le même régiment. On pourrait alors, en comparant ces deux états, établir une balance de laquelle il serait facile de tirer des conclusions.

Si ces recherches pouvaient être faites dans toutes les armées françaises et étrangères, les conclusions à en tirer seraient infiniment plus exactes et plus rationnelles ; car ces statistiques réuniraient le double avantage d'être faites sur des hommes du même âge, dans les mêmes conditions professionnelles, soumis au même régime et aux mêmes influences hygiéniques, et d'être exécutées par des médecins ou chirurgiens militaires, hommes de dévouement, désintéressés dans la question, et toujours disposés à faire progresser la science en lui apportant le concours de leur utile lumière.

MM. les médecins militaires qui, plus que les médecins civils, sont à même de faire ce précieux travail, et qui unissent tant de savoir à tant de dévouement, ne refuseront pas leur utile concours à la science, et comme de ce travail résultera, sans doute, la solution de ce grand problème de médecine et d'économie politique, et que c'est une question d'humanité, nous avons la ferme confiance que notre voix sera entendue.

TROISIÈME QUESTION.

Seriez-vous fondé à croire, ou seriez-vous disposé à penser que la lymphe empruntée à une pustule indubitablement vaccinale ait jamais transmis à l'individu vacciné la syphilis, les scrofules ou quelqu'autre maladie? et seriez-vous tenté d'admettre qu'un praticien exerçant légalement ait pu accidentellement implanter par la piqûre vaccinale une autre maladie?

Réponse.

Au commencement de l'introduction de la vaccine en France, tous les moyens semblaient bons pour en faciliter la propagande. Ainsi, les enthousiastes poussèrent l'imprudence jusqu'à publier et essayer de prouver par l'expérimentation qu'il ne pouvait y avoir aucun danger à inoculer du virus vaccin sortant d'une source impure et rebutante; ils prétendaient, par exemple, qu'on pouvait prendre impunément le pus qui devait servir à être inoculé, sur des *sujets teigneux*, *dartreux* ou *perclus d'ulcères scrofuleux*.

Et, ce qu'il y a peut-être encore de plus incroyable que l'expérimentation qu'ils firent pour en fournir les preuves, c'est que ces erreurs obtinrent encore en 1836 assez de crédit pour qu'un ministre consentît à leur donner son patronage, en invitant les préfets à répandre dans les départements un opuscule approuvé par l'Académie de médecine de Paris [1] et destiné à consacrer ce dangereux principe.

Ces effets du virus vaccin sur les affections cutanées ont été expérimentés encore dans ces derniers temps, et M. Bousquet, dans son *Traité de la vaccine*, cite des expériences analogues; d'autres ont fait complètement disparaître des *nævus* à l'aide du même moyen.

Le docteur Verdé-Delisle cite ces exemples, ainsi que celui du développement parfait du vaccin sur les sujets les mieux variolés, pour prouver que *le vaccin n'a d'action que sur la surface cutanée*.

Ce fait est tellement positif, dit-il, que nous ne comprenons pas comment les premiers expérimentateurs de la vaccine, après avoir cent fois inoculé sur un assez grand nombre de sujets un mélange de matière variolique et de virus-

---

[1] Voir la circulaire de M. Martin (du Nord), ministre du commerce, qui recommande le livre du docteur Marc.

vaccin, et après avoir observé comme résultat que ce mélange développait constamment aux points d'insertion de belles pustules de vaccin, et que, côte à côte, souvent se touchant presque, il survenait constamment des pustules varioliques normales, ces expérimentateurs n'aient pas immédiatement jugé et conclu : *Que le vaccin n'avait pas plus d'action sur le virus variolique, que ce virus n'en avait sur le vaccin.*

Cet argument logique, cette preuve incontestable que les deux virus, mis en présence, ne peuvent ni se combattre ni se neutraliser, nous servira également, théoriquement à démontrer *la possibilité de la transmission d'une affection syphilitique par l'inoculation vaccinale.*

Quant aux observations de cette nature, elles sont malheureusement trop communes pour être niées.

Nous allons nous borner, comme preuve incontestable de ce fait, à citer seulement l'observation suivante que nous empruntons au journal l'*Union médicale* [1].

OBSERVATION.

TRANSMISSION DE LA SYPHILIS PAR LE VACCIN.

« Le 16 juin 1852, le docteur Hübner de Hollfeld
« (Franconie) vaccina douze enfants d'un même village.
« Il se servit du vaccin pris sur une petite fille âgée de

[1] Voir le numéro du 4 septembre 1853. Société de chirurgie de Paris, séances des 18 et 25 juillet et du 1er août.

« trois ans, dont la mère avait eu, dix-huit mois aupara-
« vant, une syphilis constitutionnelle. La petite fille elle-
« même fut atteinte, trois semaines après sa naissance,
« d'une éruption sur les membres inférieurs qui existait
« encore, au moment où la vaccination fut pratiquée,
« s'étendit bientôt à toute la surface du corps, et, finale-
« ment l'enfant succomba soixante-dix jours après la
« séance de vaccination. Remarquons qu'aucun médecin
« n'ayant examiné la petite malade, on ne peut être ren-
« seigné exactement sur la nature de l'affection à laquelle
« elle succomba.

« Suivons maintenant les douze enfants vaccinés par
« M. Hübner; sur ce nombre, quatre ne présentèrent pas
« d'accidents; chez les huit autres, il survint, au bout de
« trois ou quatre mois, une éruption pustuleuse *d'abord*
« *au niveau des piqûres*, puis sur les parties génitales,
« l'anus, les fesses, les cuisses, l'abdomen; cette affection
« se communiqua à huit personnes adultes donnant des
« soins aux enfants. Ce ne fut qu'après huit mois que les
« malades examinés pour la première fois par un homme
« de l'art, furent déclarés atteints de syphilis constitu-
« tionnelle. De là, une enquête judiciaire qui eut pour
« résultat de faire condamner M. Hübner à deux années
« de détention, jugement qui fut depuis, sur un rapport
« de M. Heyfelder, converti en un emprisonnement de six
« semaines. »

Nous ne ferons aucun commentaire sur cette belle observation de *syphilis vaccinale*, que la société de chirurgie de Paris, a déjà discutée avec trop de sagacité, et que,
d'après les détails particuliers qui nous avaient été fournis nous eussions pu rédiger nous-mêmes, mais bien
que cette observation intéresse à un très-haut point l'his-

toire de la vaccine, comme elle touche aux capacités d'un médecin malheureux, nous avons préféré l'exposer simplement sans commentaires, et surtout l'emprunter à *l'Union médicale*, journal trop bien intentionné en faveur des vaccinomanes, pour être suspecté d'avoir publié cette observation afin d'être un argument de plus en faveur de la thèse des vaccinophobes.

Nous ajouterons encore qu'au Mexique, où les affections syphilitiques sont très-communes, nous avons été plusieurs fois à même d'observer des faits de cette nature; et, qu'en 1828, nous avons été obligé de laisser complétement éteindre un vaccin, qui, sur un assez grand nombre d'enfants, avait déterminé chaque fois aux parties génitales, à l'anus, aux fesses ou à la partie interne des cuisses, une éruption de pustules syphilitiques plus ou moins considérables.

Ces faits, qui ne peuvent être réfutés, sont la seule réponse que nous ayons cru devoir faire à cette troisième question.

QUATRIÈME QUESTION.

Pensez-vous qu'il soit avantageux, en faisant des réserves pour certains cas exceptionnels, de rendre la vaccination universelle et de la pratiquer dans les premiers mois de l'existence, en supposant cependant qu'il y ait garantie sous le point de vue de l'opérateur?

Réponse.

Le fol essai de rendre la vaccine universelle est tenté depuis cinquante-sept ans, dans le but d'arriver, comme Jenner et ses prosélytes l'avaient rêvé, à préserver chaque individu, pendant le cours de son existence, de cet impôt naturel et d'arriver ainsi à extirper complétement la petite-vérole de la surface du globe.

Il est tout à fait inutile de chercher un antidote à cette affection, il n'y en a pas; il ne peut y en avoir, car, ainsi que nous l'avons vu en traitant la question du *germe inné*, cette grande crise n'est point une affection pathologique, mais bien une fonction dépuratoire physiologique; fonction douloureuse sans doute, qui n'est pas sans danger, mais qu'il faut subir en cherchant toutefois des moyens thérapeutiques capables de la rendre bénigne.

Il est possible, et tel est l'effet du vaccin, d'entraver son développement pendant un certain laps de temps; mais on ne peut, on ne doit pas plus rêver la suppression de la petite-vérole que la suppression de la seconde dentition chez l'enfant, de la menstruation chez la fille, ou des douleurs de l'enfantement chez la femme.

Or, à une fonction il est impossible de substituer un spécifique, on peut la suspendre pendant quelque temps; mais, en agissant ainsi contre le vœu de la nature, ce ne peut être qu'aux dépens de l'organisme, et le vaccin n'a pas d'autre action sur la petite-vérole.

CONCLUSIONS GÉNÉRALES.

C'est une singulière condition de l'esprit humain que la nécessité où il se trouve communément de traverser l'erreur avant d'arriver à la vérité; le plus souvent même il persévère ardemment dans la fausse route qu'il a suivie; il lutte avec acharnement contre l'évidence, et contre les indices de la nature même, qui veut le ramener dans son droit chemin.

La seule manière de faire progresser la science et d'apprécier à sa juste valeur les phénomènes de la nature, c'est de faire passer au creuset de l'expérience les choses douteuses, de soumettre à un nouvel examen celles qui ont été déjà jugées, et d'en tirer les conséquences propres à détruire des erreurs généralement accréditées ou à confirmer d'une manière irrévocable les vérités déjà établies.

Il est vraiment très-pénible de voir que l'opiniâtre aveuglement de l'Académie de médecine de Paris relativement à cette question soit tel, qu'elle se refuse constamment à écouter la vérité, et à voir dans les masses d'observations qui lui sont chaque jour présentées les déplorables résultats de la vaccine.

L'Académie, en éludant la question, a trop clairement montrée un parti pris. Toute opinion consciencieuse mérite considération; répondre à des faits, à des observations par une fin de non-recevoir, c'est en quelque sorte leur donner gain de cause, c'est faire voir seulement qu'elle ne veut pas se déjuger.

La voie de l'expérience et de l'observation est la seule qui puisse mener à une véritable solution de cette importante question; ce n'est jamais par des voies obliques qu'on peut se flatter d'atteindre aucun but utile à l'espèce humaine. Si messieurs de l'Académie de médecine avaient eu des faits bien avérés, bien constatés en faveur de leur cause, des faits capables d'infirmer ceux que fournissent les vaccinophobes; si au lieu d'opinions individuelles et d'arguments surannés, ils avaient produit un résultat de recherches basées sur l'observation et l'examen des cinquante-sept ans d'expérimentations vaccinales qui viennent de s'écouler, ils n'eussent pas été réduits à faire au gouvernement anglais *une réponse clandestine !*

Si cette réponse *envoyée en cachette* eût reposé sur une base solide, ils n'auraient pas craint de l'exposer au grand jour, et ils l'auraient préalablement soumise à une argumentation publique, loyale et solide, au lieu de l'expédier comme *un article de contrebande.*

La vérité ne doit craindre ni la discussion ni la lumière ; ce n'est pas en répondant ainsi d'une manière détournée ou secrète, mais bien en argumentant d'une manière franche et sans détours, en opposant des faits à des faits qu'on peut inspirer la confiance et mettre les juges à même de décider la question.

Il est impossible que le gouvernement anglais, qui par le seul fait de ce questionnaire adressé à toutes les Académies de médecine de l'Europe, vient de montrer une fois de plus que chez lui la véritable philantropie l'emporte sur le sentiment mesquin de l'amour-propre, puisse attacher la moindre valeur à des travaux *élaborés dans l'ombre, et qui lui sont expédiés d'une manière si mystérieuse !*

L'erreur que nous combattons aujourd'hui a déjà coûté des millions d'êtres à l'Europe, quand donc voudra-t-on la détruire? Quand on songe aux graves conséquences des erreurs qui, comme de mauvais génies, escortent l'homme depuis le sein de sa mère jusqu'à la tombe, on est péniblement affecté de cette fatale condition.

Les erreurs en médecine ne s'opposent pas seulement aux progrès de la science, à la pratique de l'art, elles donnent souvent naissance à la routine, qu'il faut ensuite des siècles de lutte pour détruire.

Tel est le préjugé que nous cherchons à renverser aujourd'hui, en démontrant de la manière la plus évidente, *la triste influence que la vaccine a eue sur l'espèce humaine dont elle a opéré la dégénérescence physique et morale.*

MAXIMES ET APHORISMES.

I.

Il est plus philosophique de détruire une erreur que de découvrir une vérité.

II.

Les vérités sont comme les fruits, il faut qu'elles mûrissent.

III.

Ce n'est pas ce qu'on entreprend, mais ce qu'on achève et ce qu'on affermit qui fait la gloire.

IV.

La vérité tout entière est pour le médecin philosophe le premier des devoirs ; la dissimulation est l'apanage de la faiblesse.

V.

Toute vérité nouvelle est une personnalité pour les contemporains.

VI.

Si les hommes avaient quelqu'intérêt à nier la similitude de deux triangles dont les côtés sont proportionnels, ils le feraient,

Si cette vérité ne faisait que les embarrasser, ils lui opposeraient des sophismes absurdes.

VII,

Ne rien admettre sans un profond examen, c'est prudence.

Rejetter ce que démontre le bon sens, c'est entêtement ou prévention.

VIII,

La petite-vérole n'est pas une maladie, c'est une crise physiologique.

IX.

La vaccine est un délit commis contre la nature.

X.

La vaccine amoindrit chez l'homme, les avantages dont le Créateur l'a doué en naissant : la force, la santé et les facultés intellectuelles.

XI.

Toute action artificielle, est suivie d'une réaction naturelle, s'il en était autrement, la création serait à la merci de la créature, rêve absurde plus encore qu'impie.

XII.

Toute considération, tout enthousiasme pour un système doivent s'évanouir, si par son adoption la vie d'un seul est menacée.

XIII.

L'homme contracte dans les vingt premières années de sa vie, une dette envers la société qui le nourrit et l'élève gratuitement ; s'il meurt au moment d'acquitter sa dette, son existence n'a été qu'une charge pour son pays, et reste pour sa famille une perte sans compensation, un regret sans espérance.

XIV.

Si l'homme s'était borné à recueillir des faits, les sciences ne seraient qu'une nomenclature stérile ; c'est en comparant les faits entre eux, et en saisissant leur rapports, qu'il est enfin parvenu à découvrir les grandes lois de la nature.

XV.

On a toujours considéré l'homme comme le chef-d'œuvre de la création. Or, celui qui a eu la malencontreuse idée de le perfectionner en greffant sur lui le virus d'un *cheval* ou d'une *vache*, ne ressemble-t-il pas à un barbouilleur qui voudrait corriger un tableau de Raphaël.

XVI.

La peur fait mal voir, l'enthousiasme rend aveugle.

XVII.

La vaccine a fait plus d'aveugles que la petite-vérole n'a fait de borgnes.

XVIII.

Dans tous les temps les hommes ont été imbus de préjugés; un instant suffit pour les faire naître, il faut un siècle pour les détruire.

XIX.

Les préjugés d'éducation sont les plus difficiles à déraciner; ils germent et croissent avec nous, se fortifient avec l'âge, et la raison la plus saine ne les combat ensuite que faiblement.

XX.

Une idée quoique absurde, généralement reçue, tous les jours répétée, qu'on ne pense jamais à vérifier, a bientôt pris la force d'une vérité.

XXI.

La philanthropie, la sévère prudence veulent qu'on ne

déguise rien de ce qui peut compromettre la vie des hommes.

XXII.

L'optimisme est dangereux lorsqu'il touche à l'aveuglement.

FIN.

TABLE DES MATIÈRES.

Pages.

Préface 1

CHAPITRE PREMIER.

Esquisse historique et critique sur Jenner et son spécifique. . . 5
Jenner considéré comme un charlatan par ses contemporains . . 5
Jenner vacciné à l'âge de huit ans par le Dr Nalsch 5
Jenner préfère pour son enfant l'inoculation variolique à la vaccine. 6
Jenner, à l'aide de certificats attestant qu'il est le premier qui ait employé le cow-pox, comme préservatif de la petite-vérole, parvient à se faire donner par son gouvernement, une récompense de 500,000 francs. 9
Pelletier et Caventou découvrent le sulfate de quinine; ils publient *gratuitement* leur découverte, et se contentent pour récompense, de la gloire et de l'immortalité. 10

CHAPITRE DEUXIÈME.

De la fièvre typhoïde des vaccinomanes, ou variole interne mésentérique des vaccinophobes 26
Théorie de la répercussion variolique par l'action du vaccin. . 27
Dans les pays où la vaccine est le moins répandue, les fièvres typhoïdes sont extrêmement rares. 29
Preuve évidente de l'identité de la petite-vérole et de la fièvre typhoïde 33
La matière, dite *typhique*, qu'on rencontre dans les plaques de Payer, chez les sujets qui ont succombé dans le cours d'une fièvre typhoïde, n'est autre que la matière *tuberculo-variolique* répercutée. 38
Observation de fièvre typhoïde sur des sujets variolés, et *vice versa*. Théorie. 43
Observation d'une variole externe, ayant débuté par tous les symptômes d'une fièvre typhoïde. 45
Deuxième observation 47
Troisième observation. 48
Singulière opinion de M. le professeur Anglada sur la vaccine. . 55

	Pages.
Opinion diamétralement opposée à celle du professeur de Montpellier, émise par l'Académie de médecine de Paris	56
Avis aux élèves de M. Anglada.	56
Serment d'Hippocrate.	57

CHAPITRE TROISIÈME.

Des tubercules en général.	59
De la matière tuberculeuse.	61
Analyse chimique de la matière tuberculeuse.	62
Composition microscopique des tubercules	62
Tableau montrant quels sont les organes qui se trouvent le plus communément tuberculisés chez l'homme.	69
Identité de la diathèse scrofuleuse et tuberculeuse.	70
De la tuberculisation par la vaccine.	73
1er tableau montrant le rapport proportionnel des enfants tuberculeux	74
2e Tableau, id.	75
De la détuberculisation par la petite-vérole	76
Observations de détuberculisations recueillies par MM. Rilliet et Barthez.	76
Théorie du Dr Verdé Delisle, sur la détuberculisation par la variole.	78
Masse tuberculeuse crétacée, du volume du poing, trouvée dans les ganglions mésentériques d'un enfant mort d'une variole consécutive à une fièvre typhoïde ; observation recueillie par MM. Rilliet et Barthez.	79
Observations de détuberculisation.	84
Les plus grands propagateurs de la vaccine préfèrent pour leurs enfants l'inoculation variolique	86

CHAPITRE QUATRIÈME.

La France vaccinée, ou exposé sommaire du débat entre la vaccine et l'arithmétique.	91
Tableau du mouvement annuel moyen de la population française.	91
Faits et conclusions	92

PREMIÈRE PROPOSITION.

Le nombre des mariages a augmenté en France en proportion triple des filles en âge d'être mariées.	94

Pages.

DEUXIÈME PROPOSITION.

En moins d'un demi siècle, la mortalité a doublé dans les rangs de la jeunesse de 15 à 30 ans.   96

TROISIÈME PROPOSITION.

En moins d'un quart de siècle, la proportion des morts aux malades a doublé dans les hôpitaux militaires.   101

QUATRIÈME PROPOSITION.

La mortalité, afférente à la variole, a doublé dans l'armée, depuis que les soldats sont vaccinés.   102

CINQUIÈME PROPOSITION.

Les varioles internes mésentériques, dites fièvres typhoïdes, sont à peu près six fois plus funestes pour les vaccinés que pour les non vaccinés.   103

SIXIÈME PROPOSITION (complémentaire).

L'aggravation des maladies de la jeunesse, depuis l'année 1813, est la conséquence des vaccinations pratiquées sur les enfants, depuis l'année 1800.   104

SEPTIÈME PROPOSITION (complémentaire).

En moins d'un demi siècle, la mortalité s'est accrue de moitié dans la période féconde de la vie féminine.   105

Résumé des sept propositions.   106

Parallèle de l'attaque et de la défense.   108

Théorème fondamental   111

Appendice.   112

Problème. — Quelle est la cause *mathématiquement démontrée*, de la diminution progressive des rapports des naissances aux mariages en France, depuis l'année 1820 ?   112

Statistique de 1854. Excédant des décès sur les naissances en France, ...   115

Conclusions, ...   116

QUESTIONNAIRE ANGLAIS.

Enquête relative à l'acte d'accusation portée contre la vaccine à la chambre des communes d'Angleterre.   121

Première question.   121

Réponse.   121

	Pages
CURIEUSE PROFESSION DE FOI de M. le rédacteur en chef de *la Gazette médicale* de Strasbourg.	120
DEUXIÈME QUESTION.	130
RÉPONSE.	131
La vaccine légitime est toujours un véritable bienfait.	131
Lettre originale d'un vaccinomane de Perpignan.	134
DES STATISTIQUES. — Dérangements de l'ordre naturel de la mort.	134
TABLEAU des comptes annuels, rendus par les conseils de révision au ministre de la guerre, depuis 1816 jusqu'en 1851.	140
PROPOSITION D'ENQUÊTE à faire dans les armées françaises et étrangères, sur les soldats ayant eu la petite-vérole et sur les soldats vaccinés.	141
TROISIÈME QUESTION.	142
RÉPONSE.	142
LE VACCIN N'AGIT QUE SUR LA SURFACE CUTANÉE.	143
Possibilité de la transmission d'une affection syphilitique par l'inoculation vaccinale.	144
OBSERVATION.	144
QUATRIÈME QUESTION.	146
RÉPONSE.	146
On ne doit pas chercher un spécifique pour s'opposer à la crise varioliqUe.	147
CONCLUSIONS GÉNÉRALES.	148
Réponse de l'Académie de médecine au questionnaire anglais.	149
MAXIMES ET APHORISMES.	151
TABLE DES MATIÈRES.	157

FIN DE LA TABLE.

Imprimerie de A. GUYOT et SCRIBE, rue Neuve-des-Mathurins, 18

CATALOGUE

DES

LIVRES DE FONDS ET EN NOMBRE

QUI SE TROUVENT A LA LIBRAIRIE MÉDICALE

DE

GERMER BAILLIÈRE,

RUE DE L'ÉCOLE-DE-MÉDECINE, 17, A PARIS.

A LONDRES et à NEW-YORK, chez H. BAILLIÈRE.
A MADRID, chez CH. BAILLY-BAILLIÈRE.

AVIS. — Tous les ouvrages portés dans ce Catalogue peuvent être expédiés dans tous les départements de la France et en Algérie, *franco, par la poste, et sans augmentation sur les prix désignés.* — Il faudra joindre à la demande un *mandat sur la poste de Paris.*

---

6 fr. *par an pour toute la France.* — 8 fr. *pour l'Étranger.*

RÉPERTOIRE DE PHARMACIE,

RECUEIL PRATIQUE

Publié par M. BOUCHARDAT,

Professeur d'hygiène à la Faculté de médecine de Paris, etc.

Treizième année COMMENCÉE LE 1ᵉʳ JUILLET 1856.

Conditions de la Souscription.

Le *Répertoire de Pharmacie* a commencé en juillet 1844. Il paraît du 5 au 20 de chaque mois, par livraison de 52 pages, formant à la fin de l'année un volume de 400 pages environ. Chaque année, jusqu'à la huitième, adressée *franco,* se vend séparément 5 **francs**; les autres années sont de 6 **francs.**

Les lettres, paquets, manuscrits et renouvellements d'abonnement doivent être adressés *franco* au bureau du journal.

Toute demande d'abonnement non accompagnée du montant de l'abonnement sera regardée comme *nulle.*

On ne peut s'abonner qu'à partir du 1ᵉʳ juillet de chaque année, en envoyant, par lettre *affranchie,* un bon de 6 fr. sur la poste ou sur une maison de Paris, à l'ordre de M. Germer BAILLIÈRE, libraire, rue de l'École-de-Médecine, 17. — On s'abonne également, sans aucune augmentation de prix, par l'entremise des Droguistes de Paris, des Libraires et des Messageries.

Collection du Répertoire de Pharmacie.

Les douze premiers volumes du *Répertoire de Pharmacie* sont en vente au bureau du journal. — MM. les nouveaux Souscripteurs qui adresseront *franco* un bon de 70 fr. sur la poste ou sur une maison de Paris, à l'ordre de M. Germer BAILLIÈRE, pour la collection du journal et l'abonnement à l'année courante, recevront, *sans frais* en France, les douze premiers volumes.

1

DICTIONNAIRE

DES

DICTIONNAIRES DE MÉDECINE

FRANÇAIS ET ÉTRANGERS,

OU

TRAITÉ COMPLET DE MÉDECINE

ET DE CHIRURGIE PRATIQUES, DE THÉRAPEUTIQUE, DE MATIÈRE MÉDICALE,
DE TOXICOLOGIE ET DE MÉDECINE LÉGALE, ETC., ETC.,

CONTENANT

L'ANALYSE DES MEILLEURS ARTICLES QUI ONT PARU JUSQU'A CE JOUR
DANS LES DIFFÉRENTS DICTIONNAIRES
ET LES TRAITÉS SPÉCIAUX LES PLUS IMPORTANTS;

Ouvrage destiné à remplacer tous les autres Dictionnaires et Traités
de Médecine et de Chirurgie, etc.,

Par une Société de médecins,

SOUS LA DIRECTION DE M. LE DOCTEUR FABRE,

Rédacteur en chef de la GAZETTE DES HÔPITAUX.

1850-1851. — 8 forts volumes in-8 imprimés sur deux colonnes, y compris
un VOLUME SUPPLÉMENTAIRE rédigé en 1851. — Prix : 45 fr.

AVIS DE L'ÉDITEUR.

Tous les exemplaires portant le millésime de 1850 ne sont pas seulement
modifiés dans la couverture et le titre; *cinquante-trois articles* importants,
disséminés dans les huit volumes, et formant un total de 440 pages, ont été ou
refaits en entier, ou remaniés, ou augmentés, afin d'être mis au courant de la
science. Tels sont :

TOME I.

Absorption, Accouchements, Aliments, Apoplexie, Avortement provoqué, Auscultation, Bassin, Bec-de-lièvre.

TOME II.

Bile, Biliaires (voies), Bilieuse (fièvre), Cal, Cancer, Choléra, Chorée.

TOME III.

Coude, Delirium tremens, Embaumement.

TOME IV.

Face, Foie, Fracture, Gangrène, Gastrique (embarras), Hémorrhoïdes, Hernie (anus contre nature).

TOME V.

Incision, Iris, Mâchoire (luxation de la), Magnésie, Main, Manganèse, Méningite tuberculeuse, Méphitisme.

TOME VI.

OEil, Os, Osteite, Pelvimètre, Pharynx, Prostate, Pupille artificielle, Ramollissement cérébral, Râle.

TOME VII.

Rectum, Scrofules, Sinus, Tendons, Thyroïde (corps) et Crétinisme, Tibia, Tibiales (ligature des artères).

TOME VIII.

Tronc, Varices, Vésité (fistules vésico-vaginales).

Plusieurs articles indispensables manquaient à ce *Dictionnaire :* pour le
compléter et pour le tenir au niveau du progrès médical, nous nous sommes
décidé à publier, sous la direction de M. A. TARDIEU, UN VOLUME SUPPLÉMENTAIRE.

SUPPLÉMENT AU DICTIONNAIRE

DES

DICTIONNAIRES DE MÉDECINE

RÉDIGÉ

PAR UNE SOCIÉTÉ DE PROFESSEURS ET D'AGRÉGÉS
DE LA FACULTÉ DE MÉDECINE, DE MÉDECINS, DE CHIRURGIENS,
DE PHARMACIENS EN CHEF ET D'ANCIENS
INTERNES DES HÔPITAUX DE PARIS;

SOUS LA DIRECTION

DE M. AMB. TARDIEU,

Agrégé de la Faculté de médecine de Paris, médecin des hôpitaux, etc.

1851, 1 vol. in-8 de 944 pag. — Se vend séparément,   9 fr.

Noms des Auteurs et des Articles de ce Supplément.

Adet de Roseville, D.-M.-P. — *Hydrothérapie.*

Barthez, méd. des hôpit. de Paris. — *Enfance (maladies de l').*

Bayard, D.-M.-P., rédact. des Ann. d'hygiène et de médecine légale. — *Putréfaction, Taches et Viabilité.*

Becquerel, agrégé de la Faculté de médecine, médecin des hôpitaux de Paris, et **Rodier**, D.-M.-P. — *Sang, Tubercules.*

Becquet, ancien interne lauréat des hôpit. de Paris. — *Céphalalgie, Convalescence, Flux, Priapisme, Révulsion, Satyriasis.*

Béhier, agrégé à la Faculté de médecine, médecin des hôpitaux de Paris. — *Maladie.*

Bernard (Cl.), D.-M.-P., professeur suppléant au Collège de France, et **De Chanlae**, D.-M.-P. — *Digestion.*

Brierre de Boismont, D.-M.-P., directeur d'un établissement d'aliénés. — *Interdiction, Paralysie progressive, Stupidité, Suicide.*

Bouchardat, professeur d'hygiène à la Faculté de médecine de Paris, membre de l'Académie imp. de médecine. — *Chloroforme.*

Boudin, médecin en chef des hôpitaux militaires. — *Ambulance, Chauffage et Réfrigération, Fièvre intermittente, Méningite cérébro-spinale, Recrutement militaire.*

Carrière, D.-M.-P., collaborateur de la Gazette médicale. — *Médecin.*

Durand-Fardel, ancien interne lauréat des hôpitaux de Paris, correspondant de l'Académie impériale de médecine, médecin inspecteur des eaux de Hauterive-les-Vichy. — *Age, Calculs biliaires, Coliques (saturnique), Contagion, Diabète, Dyspepsie, Étiologie, Fièvre éphémère, Habitations, Kinésithérapie, Magnétisme, Pellagre, Purulente (infection), Pus, Quarantaine, Suspension et Strangulation.*

Fermond, pharm. en chef de la Salpêtrière. — *Désinfectants.*

Foy, pharmacien en chef de l'hôpital Saint-Louis. — *Collodion, Formuler (art de), Gutta-percha, Haschisch, Poids et mesures, Ventilation.*

Gavarret, professeur de physique à la Faculté de médecine de Paris. — *Air.*

Gillette, médecin de la Salpêtrière. — *Vieillards (maladies des).*

Gosselin, agrégé et chef des travaux anatomiques de la Faculté de médecine, chirurgien des hôpitaux de Paris. — *Anesthésiques (agents).*

Hillairet, médecin des hôpitaux de Paris. — *Pouls, Pronostic.*

Jacquemier, D.-M.-P., ancien interne de la Maternité. — *Génération, Menstruation, Nourrice, Œuf humain.*

Jamain, D.-M.-P., ancien interne des hôpitaux de Paris. — *Axillaire (région), Articulations (contusions et plaies des), Compression et Dilatation, Pansements, Rotule, Sternum.*

Latour (Amédée), rédacteur en chef de l'Union médicale. — *Consultation, Honoraires des médecins.*

Livois, D.-M.-P., ancien interne des hôpitaux de Paris. — *Ascarides, Échinocoque, Inhumation, Mort, Tænia.*

Nélaton, professeur de clinique chirurgicale à la Faculté de médecine de Paris. — *Axillaire (région), Os (anévrisme et cancer des).*

Place, D.-M.-P. — *Phrénologie.*

Phillips (de Liége), membre de l'Académie de médecine de Belgique. — *Urinaires (maladies des voies).*

Requin, professeur de pathologie médicale à la Faculté de médecine de Paris, médecin de l'Hôtel-Dieu. — *Cirrhose, Homœopathie.*

Robert, agrégé de la Faculté de médecine de Paris, chirurgien de l'hôpital de Beaujon, et **Verneuil**, prosecteur à la Faculté de médecine de Paris. — *Aine.*

Robin, agrégé de la Faculté de médecine de Paris. — *Microscope, Ostéogénie.*

Sandras, agrégé de la Faculté de médecine de Paris, médecin de l'hôpital Beaujon. — *Délire.*

Tardieu, agrégé à la Faculté de médecine, médecin des hôpitaux de Paris. — *Identité, Ivresse, Ivrognerie, Submersion, Superfétation, Survie.*

Voillemier, agrégé à la Faculté de médecine, chirurgien des hôpitaux de Paris. — *Opérations.*

LIVRES DE FONDS ET EN NOMBRE.

COURS
DE
PATHOLOGIE INTERNE,
PROFESSÉ A LA FACULTÉ DE MÉDECINE DE PARIS,
Par M. G. ANDRAL,
Professeur à ladite Faculté, membre de l'Académie Impériale de médecine et de l'Académie
des Sciences, médecin de l'hôpital de la Charité, etc.

RECUEILLI ET PUBLIÉ

Par M. le docteur Amédée LATOUR,

1848, 2e édition, 5 vol. in-8 de 2070 pages. — Prix : 18 fr.

AIMÉ, BOUCHARDAT ET FERMOND. Manuel complet du baccalauréat ès
sciences, rédigé d'après le programme de l'Université du 7 septembre 1852,
contenant la physique, la chimie, la zoologie, la botanique et la géologie ;
4e édit. 1854. 1 vol. grand in-18, avec 381 fig.   7 fr.

ALQUIÉ. Doctrine médicale de Montpellier, ou Principes de cette École,
4e édition. 1850, 1 vol. in-8.   7 fr.

AMUSSAT. Leçons sur les rétentions d'urine causées par les rétrécissements
de l'urètre, et sur les maladies de la glande prostate, publiées par le docteur
PETIT, de l'île de Ré. 1852, 1 vol. in-8, fig.   4 fr. 50 c.

ANDRIEUX (de Brioude) ET LUBANSKI. Annales d'obstétrique, des maladies
des femmes et des enfants. 1842-1843, 3 vol. in-8, fig.   12 fr.

ANDRY. Manuel pratique de percussion et d'auscultation. 1845, 1 vol. grand
in-18 de 850 pages.   3 fr. 50 c.

ANGLADA. Traité des eaux minérales et des établissements thermaux des
Pyrénées-Orientales. 1833, 2 vol in-8.   13 fr.

ANNALES du magnétisme animal. 1814-1816, 8 vol. in-8.   30 fr.

ANNALES DE THÉRAPEUTIQUE médicale et chirurgicale, et de toxicologie,
par M. le docteur Rognetta. Avril 1843 à mars 1849. 6 vol. in-4.   25 fr.

ANNALES DE LA SOCIÉTÉ D'HYDROLOGIE MÉDICALE DE PARIS. Comp-
tes rendus des séances, 1854 à 1857. 3 vol. in-8.   18 fr.

ARAN. Manuel pratique des maladies du cœur et des gros vaisseaux. 1842.
1 vol. in-18.   3 fr. 50 c.

AUBER (Edouard). Traité de la science médicale (Histoire et Dogmes), comprenant : 1° un précis de méthodologie et de médecine préparatoire; 2° un
résumé de l'histoire de la médecine, suivi de notices historiques et critiques
sur les écoles de Cos, d'Alexandrie, de Salerne, de Paris, de Montpellier et
de Strasbourg; 3° un exposé des principes généraux de la science médicale,
renfermant les éléments de la pathologie générale. 1853. 1 fort vol. in-8. 8 fr.

NOUVEAUX ÉLÉMENTS
DE LA SCIENCE DE L'HOMME,

Par P.-J. BARTHEZ,

Médecin de S. M. Napoléon Ier, professeur de l'École de médecine
de Montpellier, etc., etc.

Nouvelle édition, augmentée du *Discours sur le génie d'Hippocrate, des
fluxions et coliques iliaques, et de Considérations générales sur la thérapeutique des maladies.* — 1857. 2 vol. in-8. — Prix : 12 francs.

AUBER (Édouard). Traité de philosophie médicale, ou Exposition des vérités
générales et fondamentales de la médecine. 1841, 1 vol. in-8, br.   6 fr.

AUBER (Éd.). Hygiène des femmes nerveuses, ou Conseils aux femmes pour
les époques critiques de leur vie. 1844, 2e édit., 1 vol. gr. in-18. 3 fr. 50 c.

AUBER (Éd.). Esprit du vitalisme et de l'organicisme, ou Examen critique des
doctrines médicales des écoles de Paris et de Montpellier. 1855, in-8. 2 fr.

AUBER (Éd.). Guide médical du baigneur à la mer. 1851, 1 vol. in-18. 3 fr. 50

AUBER (ÉDOUARD). Institutions d'Hippocrate, ou Exposé dogmatique des
vrais principes de la médecine, textuellement extraits des Œuvres complètes
d'Hippocrate, et méthodiquement reproduits par ordre de matière scientifique dans les termes mêmes de la traduction classique ; renfermant : Les
dogmes de la science et de l'art, l'histoire naturelle des maladies, les règles
de l'hygiène et de la thérapeutique, les éléments de la philosophie médicale
et les premiers tableaux des maladies ; précédées d'une notice historique et
critique sur les livres hippocratiques et suivies d'une dissertation philosophique sur l'hippocratisme. 1857, 1 vol. in-8. (*Sous presse.*)

AUDOUARD. Relation historique et médicale de la fièvre jaune qui a régné à
Barcelone en 1821. Paris, 1822, in-8, br.   0 fr.

AZÉMAR. Mes études sur le choléra, ou Découverte de tout ce qu'il importe
à la science et à l'humanité de connaître sur cette maladie. 1856, in-8, br.
3 fr.

BALARD. Tableaux des réactions qui servent à découvrir la nature de la base
d'un sel isolé, et présentant la marche à suivre pour découvrir dans un mélange de plusieurs sels la présence des bases salifiables les plus répandues
(cours du Collège de France). 1851. 5 feuilles in-fol.   3 fr. 50

BARTHÉLEMY. Syphilis. Poème en trois chants avec des notes par le docteur
GIRAUDEAU DE SAINT-GERVAIS. 1848, 1 vol. in-18.   1 fr.

BAUDELOCQUE. Principes sur l'art des accouchements, par demandes et
réponses, en faveur des élèves sages-femmes ; 7e édit., avec le *Manuel des
sages-femmes,* de M. le professeur MOREAU. 1838-1839, 2 vol. in-12, fig. 0 fr.

TRAITÉ CLINIQUE ET PRATIQUE
DES
MALADIES DES ENFANTS,

Par MM. les docteurs BARTHEZ et RILLIET,

Anciens internes lauréats de l'hôpital des Enfants malades de Paris, etc.

1853-54. — 3 vol. in-8, 2e édition très augmentée. — 25 fr.

ÉLÉMENTS

DE

PATHOLOGIE MÉDICALE

OU PRÉCIS

DE MÉDECINE THÉORIQUE ET PRATIQUE

Écrit dans l'esprit du vitalisme hippocratique,

PAR A.-L.-J. BAYLE,

Professeur agrégé de la Faculté de médecine de Paris.

1856-1857. — 2 vol. in-8. — Prix : 14 fr.

BAUDELOCQUE. L'art des accouchements. 8ᵉ édition, 1844, 2 vol. in-8, de
 1,340 pag., avec 17 pl.   18 fr.
BAUDENS. Des règles à suivre dans l'emploi du chloroforme. 1853.   1 fr. 25
BAUDENS. Mémoire sur les solutions de continuité de la rotule, description
 d'un appareil pour le traitement des fractures transversales. 1853.   1 fr. 25
BAUDENS. De l'entorse du pied et de son traitement curatif. 1852. in-8. 1 fr. 50
BAUDENS. Nouvelle méthode des amputations, 1ᵉʳ mémoire, *amputation
 tibio-tarsienne*. 1842. in-8, fig.   2 fr. 50
BAYARD. Manuel de médecine légale. 1844, 1 vol. grand in-18.   3 fr.
BAYLE, médecin de l'hôpital de la Charité et de S. M. l'Empereur Napoléon Iᵉʳ,
 TRAITÉ DES MALADIES CANCÉREUSES, revu, augmenté et publié par son ne-
 veu, *M. Bayle*, professeur agrégé de la Faculté de médecine de Paris.
 1834-1839, 2 vol. in-8.   8 fr.
BELHOMME. Considérations sur l'appréciation de la folie, sa localisation et
 son traitement. 1834-1848, 8 Mémoires in-8, br.   15 fr.
BELHOMME. Essai sur l'idiotie, propositions sur l'éducation des idiots, mise
 en rapport avec leur degré d'intelligence. 1824-1843, in-8, br.   2 fr.
BERTHERAND. Médecine et hygiène des Arabes. 1855, 1 vol. in-8. 7 fr. 50 c.
BECQUEREL. Recherches sur la méningite des enfants. 1838, in-8.   2 fr.

TRAITÉ

DE

CHIMIE PATHOLOGIQUE

APPLIQUÉE A LA MÉDECINE PRATIQUE,

CONTENANT :

L'étude et la composition à l'état sain et à l'état malade de tous les liquides du
corps humain, tels que le *sang*, les *urines*, la *lymphe*, le *chyle*, la *salive*, la *bile*,
le *suc pancréatique*, le *sperme*, le *lait*, les *larmes*, le *mucus*, les *crachats*,
les *vomissements*, les *sécrétions*, la *sueur*, le *pus*, le *tubercule*, le *cancer*, etc.

Par MM. les docteurs BECQUEREL et RODIER.

1854. — 1 vol. in-8 de 818 pages. — 7 fr.

TRAITÉ
DES APPLICATIONS DE L'ÉLECTRICITÉ
A LA THÉRAPEUTIQUE MÉDICALE ET CHIRURGICALE,

Par A. BECQUEREL,

Médecin de l'hôpital de la Pitié, professeur agrégé à la Faculté
de médecine de Paris.

1857. — 1 vol. in-8 de 384 pages, avec 6 fig. — Prix : 8 francs.

BÉRARD (A.). Diagnostic différentiel des tumeurs du sein. 1842, in-8, br.
(Thèse de concours.) 3 fr. 50 c.
— Maladies de la glande parotide et de la région parotidienne, opérations que
ces maladies réclament. 1841, 1 vol. in-8 de 320 pag., 4 pl. 4 fr. 50 c.
BIBLIOTHÈQUE ENTOMOLOGIQUE, contenant : 1° centurie d'insectes, par
Kirby ; 2° œuvres entomologiques de Eschscholtz ; 3° insectes de Java, par
Mac Leay ; 4° Bulletin de la Société Impériale des naturalistes de Moscou.
1852, 2 vol. in-8 avec 17 planches coloriées et 7 planches noires. 20 fr.
BLANDIN. De l'autoplastie, ou Restauration des parties du corps qui ont été
détruites, à la faveur d'un emprunt fait à d'autres parties plus ou moins
éloignées. Paris, 1836, 1 vol. in-8. 4 fr. 50 c.
BLANDIN. Atlas d'anatomie topographique, ou d'anatomie des régions du
corps humain, considérée dans ses rapports avec la chirurgie et la médecine
opératoire. 1834, 20 pl. in-fol. 12 fr.
BLATIN ET NIVET. Traité des maladies des femmes, qui déterminent des
flueurs blanches, des leucorrhées, etc. 1842, 1 vol. in-8. 7 fr.
BOBIERRE (Adolp.). Traité de manipulations chimiques, description raisonnée
de toutes les opérations chimiques et des appareils dont elles réclament
l'emploi. 1844. 1 vol. in-8 de 493 pages avec 173 fig. 6 fr.
BONJEAN. Mémoire pratique sur l'emploi médical de l'ergotine et des préparations dialytiques. 1856, in-8, br. 1 fr. 50 c.
BOSSU. Nouveau compendium médical à l'usage des médecins-praticiens,
contenant : 1° La *Pathologie générale* ; 2° un *Dictionnaire de pathologie
interne*, avec l'indication des formules les plus usitées dans le traitement des
maladies ; 3° un *Memento thérapeutique*, avec la définition de toutes les
préparations pharmaceutiques. 1851, 2° éd. 1 vol. gr. in-18. 7 fr.

ÉLÉMENTS DE PHYSIOLOGIE DE L'HOMME
ET DES PRINCIPAUX VERTÉBRÉS,

Répondant à toutes les questions physiologiques du programme des examens,

Par M. le Docteur BÉRAUD,

Prosecteur de l'amphithéâtre des hôpitaux de Paris, ancien interne des hôpitaux, etc.

REVUS

Par M. Ch. ROBIN,

Agrégé de la Faculté de médecine de Paris.

1856-1857. — 2 vol. gr. in-18 de 1,140 pages. — Prix : 12 fr.

BULLETINS
DE LA
SOCIÉTÉ ANATOMIQUE DE PARIS,

Rédigés par

MM. Axenfeld, Bauchet, Bell, Bérard, Bourdon, Broca, Chassaignac, Demarquay, Denucé, Deville, Forget, Foucher, Giraldès, Gosselin, Lenoir, Leudet, Livois, Maréchal, Mercier, Pigné, Richard, Royer-Collard, Sestier, A. Tardieu, Thibault, Valleix, Vigla.

1826 à 1855. — 30 vol. in-8. — 180 fr.

BOSSU. Traité des plantes médicinales indigènes, précédé d'un Cours de botanique. 1854. 1 vol. in-8 et atlas de 60 planches représentant 1,100 fig. 13 fr.
— Le même ouvrage, fix. col. 22 fr.

BOUCHARDAT. Formulaire vétérinaire, contenant le mode d'action, l'emploi et les doses des médicaments simples et composés, prescrits aux animaux domestiques par les médecins vétérinaires français et étrangers, et suivi d'un mémorial thérapeutique. 1840, 1 vol. in-18. 3 fr. 50 c.

BOUCHARDAT. Manuel de matière médicale, de thérapeutique comparée et de pharmacie. 1856, 2 vol. grand in-18, 3e édit. 14 fr.

BOUCHARDAT. De l'alimentation insuffisante (Thèse de concours pour la chaire d'hygiène). 1852, in-8, br. 2 fr. 50 c.

BOUCHARDAT. Annuaire de thérapeutique, de matière médicale, de pharmacie et de toxicologie de 1841 à 1857, contenant le résumé des travaux thérapeutiques et toxicologiques publiés de 1840 à 1856, et les formules des médicaments nouveaux, suivi de Mémoires sur le diabète sucré ; sur une maladie nouvelle, *l'hippurie* ; sur les iodures d'iodhydrates d'alcalis végétaux ; sur la digestion ; sur les contre-poisons du sublimé corrosif, du plomb, du cuivre et de l'arsenic ; sur les cas rares de chimie pathologique ; sur l'action des poisons et de substances diverses sur les plantes et les poissons ; sur les principaux contre-poisons et sur la thérapeutique des empoisonnements ; sur les affections syphilitiques ; sur la thérapeutique du choléra ; observations sur l'affaiblissement de la vue coïncidant avec des maladies dans lesquelles la nature de l'urine est modifiée ; sur la pathogénie et la thérapeutique du rhumatisme articulaire aigu ; sur le traitement de la phthisie et du rachitisme par l'huile de foie de morue ; sur l'étiologie et l'hygiène des tumeurs cancéreuses. 17 vol. gr. in-32. Prix de chaque. 1 fr. 25 c.

BOUCHARDAT. Supplément à l'Annuaire de thérapeutique, etc., pour 1846, contenant des Mémoires : 1° sur les fermentations ; 2° sur la digestion des substances sucrées et féculentes et sur les fonctions du pancréas, par MM. Bouchardat et Sandras ; 3° sur le diabète sucré ou glucosurie ; 4° sur les moyens de déterminer la présence et la quantité de sucre dans les urines ; 5° sur le pain de gluten ; 6° sur la nature et le traitement physiologique de la phthisie. 1 vol. gr. in-32. 1 fr. 25 c.

BOUCHARDAT. Supplément à l'Annuaire de thérapeutique, etc., pour 1856. Contenant : 1° l'Histoire physiologique et thérapeutique de la *cinchonine* ; 2° Rapport sur les *remèdes proposés contre la rage* ; 3° *Recherches sur les alcaloïdes dans les urines* ; 4° *Solution alumineuse benzinée* ; 5° la *table alphabétique* des matières contenues dans les Annuaires de 1841 à 1855, rédigée par M. Ramon. 1 vol. in-32, br. 1 fr. 25 c.

2

DU SUICIDE
et
DE LA FOLIE SUICIDE
considéré
DANS LEURS RAPPORTS AVEC LA STATISTIQUE, LA MÉDECINE
ET LA PHILOSOPHIE,
Par M. le docteur BRIERRE DE BOISMONT.
1856, 1 vol. in-8 de 680 pag. — Prix : 7 fr.

BOUCHARDAT. Nouveau Formulaire magistral, précédé d'une notice sur les
hôpitaux de Paris, de généralités sur l'art de formuler, suivi d'un Précis sur
les eaux minérales naturelles et artificielles, d'un Mémorial thérapeutique,
de notions sur l'emploi des contre-poisons, et sur les secours à donner aux
empoisonnés et aux asphyxiés. 1850, 8ᵉ édit., 1 vol. in-18, br. 3 fr. 50 c.

BOUCHARDAT. Opuscules d'économie rurale, contenant les engrais, la bette-
rave, les tubercules de dahlia, les vignes et les vins, le lait, le pain, les boissons, l'atacite, la digestion et les maladies des vers à soie, les sucres, l'influence des eaux potables sur le goitre, etc. 1851, 1 vol. in-8. 3 fr. 50 c.

BOUCHARDAT. Cours des sciences physiques, 4 vol. gr. in-18, avec fig. 14 fr.
On vend séparément : *Physique*, avec ses principales applications. 1 vol. gr.
in-8 de 840 pages, avec 250 fig. dans le texte. 1851, 3ᵉ édit. 4 fr. 50 c.
— *Chimie*, avec ses principales applications aux arts et à l'industrie. 1 vol. gr.
in-18 de 600 pages, avec 60 fig. dans le texte. 1848, 3ᵉ édition. 3 fr. 50 c.
— *Histoire naturelle*, contenant la zoologie, la botanique, la minéralogie et la
géologie. 2 vol. gr. in-18, avec 508 figures. 1844. 7 fr.
— Atlas de botanique, composé de 21 planches représentant 80 plantes, pour
servir de complément à l'histoire naturelle. Fig. n., 2 fr. 50, et fig. col. 8 fr.

BOUCHARDAT, FERMOND et AIMÉ. Manuel complet du baccalauréat ès
sciences. 1851, 1 vol. gr. in-18, avec 381 fig., 4ᵉ édit. 7 fr.

BOUCHARDAT et QUEVENNE. Instruction pour l'essai et l'analyse du lait.
1856, in-8, br. 1 fr. 25 c.

DES HALLUCINATIONS
ou
HISTOIRE RAISONNÉE DES APPARITIONS, DES VISIONS, DES SONGES,
DE L'EXTASE, DU MAGNÉTISME ET DU SOMNAMBULISME,
PAR M. BRIERRE DE BOISMONT,
Docteur en médecine de la Faculté de Paris, directeur d'une maison d'aliénés, etc.

1852. Deuxième édition très augmentée, 1 vol. in-8. — Prix : 6 fr.

BRIERRE DE BOISMONT. De l'ennui (*tædium vitæ*). 1850, in-8. 1 fr. 50 c.

BRIERRE DE BOISMONT. De l'interdiction des aliénés et de l'état de la jurisprudence en matière de testament dans l'imputation de démence, avec des
observations de M. ISAMBERT, conseil. à la Cour de cassation. 1852, in-8. 2 fr.

BRIERRE DE BOISMONT. Du délire aigu observé dans les établissements
d'aliénés. 1845, in-4, br. 3 fr. 50 c.

TRAITÉ
DE CHIRURGIE VÉTÉRINAIRE,
PAR A.-J. BROGNIEZ,
Professeur à l'École vétérinaire, à Cureghem-lez-Bruxelles, etc.

1842-45, 3 vol. gr. in-8, et atlas in-fol. de 47 planches noires et coloriées
représentant 433 fig. — Prix : 30 fr.

BOUCHER (d'Amiens). Recherches sur la structure des organes de l'homme
et des animaux les plus connus. 1848, 1 vol. in-8, avec 104 fig.   6 fr.

BOUCHER (d'Amiens). Essai sur les principaux points de la physiologie. 1856,
1 vol. in-8.   4 fr. 50 c.

BOURDIN. Traitement des affections cancéreuses. Indications et contre-indi-
cations de l'opération dans le traitement du cancer. 1844, in-8.   1 fr. 50 c.

BOURDET (Eug.). Causeries médicales avec mon client. 1852. 1 vol. in-18. 4 fr.

BOYER (Lucien). Discussion clinique sur quelques observations de hernie
étranglée. 1849, in-8.   1 fr. 25 c.

BOYER (Lucien). Des diathèses au point de vue chirurgical. 1847, in-8.   2 fr.

BOYER (Lucien). Recherches sur l'opération du strabisme. 1842-1844, 1 vol.
in-8, avec 12 pl. représentant 44 fig. noires. 7 fr. — Fig. coloriées.   10 fr.

BRACHET. Physiologie élémentaire de l'homme. 1854. 2 vol. in-8.   15 fr.

BRACHET. Traité complet de l'hypochondrie. 1844, 1 vol. in-8.   9 fr.

BRUCHETEAU. Traité sur les maladies chroniques qui ont leur siége dans les
organes de l'appareil respiratoire, la phthisie pulmonaire, les diverses affections des poumons et des plèvres, la phthisie laryngée et trachéale, la bron-
chite chronique, le rhume, le catarrhe pulmonaire, l'hémoptysie, l'asthme,
l'aphonie, les dyspnées nerveuses, etc. 1852, 1 vol. in-8 de 604 pag.   8 fr.

BROC. Essai sur les races humaines considérées sous les rapports anatomique
et philosophique. 1836, 1 vol. in-8, avec 11 fig.   3 fr. 50

BURGGRAEVE. Anatomie de texture ou histologie appliquée à la physiologie
et à la pathologie. 2 édition. Gand, 1845, 1 vol. gr. in-8 de 720 pages avec
138 figures.   7 fr.

— Études sur André Vésale, précédées d'une notice historique sur sa vie et ses
ouvrages. Gand, 1841, 1 vol. gr. in-8 de 474 pages.   6 fr.

— Le génie de la chirurgie, considéré sous le rapport des pansements, des
opérations, du diagnostic, du pronostic et du traitement. Gand, 1853, 1 vol.
gr. in-8 de 450 pages.   7 fr.

— Tableaux synoptiques de clinique chirurgicale, avec des annotations et des
histoires de maladies. Gand, 1850, 1 vol. gr. in-8 de 404 pages.   7 fr.

— Précis de l'histoire de l'anatomie, comprenant l'examen comparatif des ouvrages des principaux anatomistes anciens et modernes. Gand, 1840, 1 vol.
grand in-8.   6 fr.

— Chirurgie simplifiée. Nouveau système de pansements inamovibles. Gand,
1853, 1 vol. in-8, avec 8 fig.   2 fr.

CAHAGNET. Lumière des morts, ou Études magnétiques philosophiques et
spiritualistes. 1851, 1 vol. in-12.   5 fr.

DISCOURS
SUR LES
RÉVOLUTIONS DE LA SURFACE DU GLOBE,
ET SUR
LES CHANGEMENTS QU'ELLES ONT PRODUITS
DANS LE RÈGNE ANIMAL,
PAR G. CUVIER.

8ᵉ édition, corrigée. — 1 vol. in-18 de 350 pages, avec 7 fig. — 2 fr. 50 c.

CAHAGNET. Du traitement des maladies, ou Étude sur les propriétés médicinales de 150 plantes les plus connues et les plus usuelles, par l'extatique
Adèle Maginot. Exposition des diverses méthodes de magnétisation. 1851,
1 vol. in-18.   2 fr. 50 c.

CAHAGNET. Magie magnétique, ou Traité historique et pratique de fascinations,
de miroirs cabalistiques, d'apports, de suspensions, de pactes, de charmes
des vents, de convulsions, de possessions, d'envoûtements, de sortilèges, de
magie de la parole, de correspondances sympathiques et de nécromancie.
1854. 1 vol. gr. in-18, br.   7 fr.

CAHAGNET. Sanctuaire du spiritualisme : étude de l'âme humaine et de ses
rapports avec l'univers, d'après le somnambulisme et l'extase. 1850. 1 vol.
in-12.   5 fr.

CAHAGNET. Arcanes de la vie future dévoilés, où l'existence, la forme, les
occupations de l'âme après sa séparation du corps sont prouvées par plusieurs années d'expérience au moyen de huit *Somnambules extatiques,*
qui ont eu 80 perceptions de 30 personnes de diverses conditions, décédées
à différentes époques, leurs signalements, conversations, renseignements.
Preuves irrécusables de leur existence au Monde spirituel. 1848-1854, 3 vol.
gr. in-18.   18 fr.
On vend séparément le 3ᵉ volume. 1854, 1 vol. gr. in-18, br.   5 fr.

CAHAGNET. Lettres odiques-magnétiques du chevalier Reichenbach, traduit
de l'allemand. 1 vol. in-18, 1853.   1 fr. 50

CANQUOIN. Traitement du cancer, excluant toute opération par l'instrument
tranchant, suivi des modifications apportées dans le traitement des ulcères
de l'utérus, et d'observations nombreuses. 2ᵉ édit. 1838, 1 vol. in-8.   6 fr.

TRAITÉ COMPLET
DU MAGNÉTISME ANIMAL,
(COURS EN 12 LEÇONS),
Par M. le baron DU POTET.

1856, 2ᵉ édit., entièrement refondue. 1 vol. in-8 de 632 pages. Prix : 7 francs.

DU POTET. Manuel de l'étudiant magnétiseur, ou Nouvelle instruction pratique
sur le magnétisme, fondée sur trente années d'expérience et d'observations.
1854. 5ᵉ édition, 1 vol. grand in-18, avec 2 fig.   3 fr. 50 c.

DU POTET. Essai sur l'enseignement philosophique du magnétisme. 1845,
1 vol. in-8.   5 fr.

DU POTET. Le magnétisme opposé à la médecine. Mémoire pour servir à
l'histoire du magnétisme en France et en Angleterre. 1840, 1 vol. in-8. 6 fr.

TRAITÉ THÉORIQUE ET PRATIQUE
DES
MALADIES DES YEUX,
Par M. le docteur DESMARRES,
Professeur de clinique ophthalmologique.

1851-57. 2ᵉ édit., 5 forts vol. in-8, avec figures. — 20 fr.

DESMARRES. Mémoire sur une méthode d'employer le nitrate d'argent dans quelques ophthalmies. 1842, in-8. **2 fr.**

CARRON DU VILLARDS. Recherches médico-chirurgicales sur l'opération de la cataracte, les moyens de la rendre plus sûre, et sur l'inutilité des moyens médicaux pour la guérir sans opération. 2ᵉ édit. considérablement augmentée. 1857, 1 vol. in-8 de 440 p., avec 53 fig. **7 fr.**

CARRON DU VILLARDS. Guide pratique pour l'exploration méthodique et symptomatologique de l'œil et de ses annexes. 1836, in-8. **1 fr.**

CASTORANI. De la kératite et de ses suites. 1856, 1 vol. in-8. **3 fr.**

CATTELOUP. Recherches sur la dyssenterie du nord de l'Afrique. 1851, in-8, br. **2 fr. 50 c.**

CHARMEIL. Recherches sur les métastases, suivies de nouvelles expériences sur la génération des os. 1821, 1 vol. in-8 avec 17 fig. **6 fr.**

CHARPIGNON. Physiologie, médecine et métaphysique du magnétisme. 1848, 1 vol. in-8 de 480 pages. **6 fr.**

CHAUSSIER. Considérations sur les convulsions qui attaquent les femmes enceintes. 2ᵉ édit., 1824, in-8, br. **1 fr. 25 c.**

CHAUSSIER. Considérations sur les soins qu'il convient de donner aux femmes pendant le travail ordinaire de l'accouchement. 1824, in-8. **1 fr. 25 c.**

CHOMEL. Leçons de clinique médicale, faites à l'Hôtel-Dieu de Paris, recueillies et publiées sous ses yeux par MM. les docteurs GENEST, REQUIN et SESTIER. 1834-1840, 5 vol. in-8. **21 fr.**

CHRISTOPHE. Doctrine des impondérables, ou Nouveaux principes de médecine chimique. 1856, 1 vol. in-8. **6 fr.**

CLAUDET. Recherches sur la théorie des principaux phénomènes de photographie dans le procédé du Daguerréotype. 1850, in-8, avec 8 fig. **75 c.**

MANUEL DE PHARMACIE ET ART DE FORMULER,
CONTENANT :

1° les principes élémentaires de pharmacie ; 2° des tableaux synoptiques : a, des substances médicamenteuses tirées des trois règnes avec leurs doses et leurs modes d'administration ; b, des eaux minérales employées en médecine ; c, des substances incompatibles ; 3° les indications pratiques nécessaires pour composer de bonnes formules ;

suivi
d'un Formulaire de toutes les préparations iodées
PUBLIÉES JUSQU'A CE JOUR,
PAR M. DESCHAMPS (D'AVALLON),
Pharmacien en chef de la maison impériale de Charenton.

1856, 1 vol. gr. in-18 de 688 pag., avec 10 fig. — Prix : 6 fr.

MÉDECINE LÉGALE,

THÉORIQUE ET PRATIQUE,

Par M. Alphonse DEVERGIE,

Médecin de l'hôpital Saint-Louis, agrégé de la Faculté de médecine de Paris, etc.

Avec le texte et l'interprétation des lois relatives à la médecine légale,

REVUS ET ANNOTÉS

PAR M. DEHAUSSY DE ROBÉCOURT,

Conseiller à la Cour de cassation,

1852, 3e édition augmentée, 3 vol. in-8. — Prix : 25 fr.

CLAUDET. Nouvelles recherches sur la différence entre les foyers visuels et photogéniques, et sur leur constante variation. Description du dynactino-mètre, du focimètre, etc., instruments pour mesurer l'intensité des rayons photogéniques, et pour comparer la puissance d'action des objectifs, *deuxième mémoire*. 1851, in-8.   1 fr. 50 c.

COTTEREAU. Des altérations de l'urine et des moyens physiques et chimiques pour les reconnaître. 1850, in-8.   1 fr. 50

CROCQ. Traité des tumeurs blanches des articulations. 1853, 1 vol. in-8 de 744 pages, avec 24 fig.   8 fr.

CLOQUET (H.). Traité complet de l'anatomie de l'homme, comparée dans ses points les plus importants à celle des animaux, et considérée sous le double rapport de l'histologie et de la morphologie. 1 vol. in-4, 100 pl.   40 fr.

CLOQUET (H.). Osphrésiologie, ou Traité des odeurs, du sens et des organes de l'olfaction, avec l'histoire détaillée des maladies du nez et des fosses na-sales. 2e édit. 1821. 1 fort vol. in-8.   8 fr.

CLOQUET (J.). Mémoire sur la membrane pupillaire et sur la formation du petit cercle artériel de l'iris. 1818, in-8, br.   1 fr. 25 c.

CLOQUET (J.). De l'influence des efforts sur les organes renfermés dans la cavité thoracique. 1820, in-8, br.   1 fr. 25 c.

COMBE (George). Traité complet de phrénologie ; traduit de l'anglais par le docteur LEBEAU. 2 forts vol. in-8, avec fig. 1844.   17 fr.

CORNAZ. Des abnormités congénitales des yeux et de leurs annexes. 1848, in-8.   3 fr. 50 c.

QUINOLOGIE.

DES QUINQUINAS ET DES QUESTIONS

QUI, DANS L'ÉTAT PRÉSENT DE LA SCIENCE ET DU COMMERCE, S'Y RATTACHENT AVEC LE PLUS D'ACTUALITÉ;

Par M. AUGUSTE DELONDRE,

Pharmacien et fabricant de sulfate de quinine à Graville (Havre), membre de l'ancienne Société Pelletier, Delondre et Levaillant,

Et par M. A. BOUCHARDAT,

Professeur d'hygiène à la Faculté de médecine de Paris, membre de l'Académie impériale de médecine, pharmacien en chef de l'Hôtel-Dieu, etc.

1854. 1 vol. gr. in-4, avec 23 planches coloriées et 2 cartes. — Prix : 40 fr.

LEÇONS ORALES

DE CLINIQUE CHIRURGICALE,

FAITES A L'HOTEL-DIEU DE PARIS,

PAR LE BARON DUPUYTREN,

Chirurgien en chef;

RECUEILLIES ET PUBLIÉES

Par MM. les docteurs BRIERRE DE BOISMONT et MARX.

1839. *Seconde édition entièrement refondue.*

6 vol. in-8. — Prix : 14 fr.

COSTE ET DELPECH. Recherches sur la génération des mammifères, suivies de recherches sur la formation des embryons, 1834, 1 vol. in-4, fig. 12 fr.

COSTER. Manuel de médecine pratique basée sur l'expérience, suivi de deux tableaux synoptiques des empoisonnements. 1837, 1 vol. in-18, 3 fr. 50 c.

COSTES. Histoire critique et philosophique de la *doctrine physiologique.* 1849, 1 vol. in-8. 6 fr.

DE CANDOLLE. Organographie végétale, ou Description raisonnée des organes des plantes. 2 vol. in-8, avec 60 pl. représentant 422 fig. 12 fr.

DEGUISE, DUPUY et LEURET. Recherches et expériences sur les effets de l'acétate de morphine. 1824, in-8, 1 fr. 50 c.

DELARROQUE. Recherches sur les maladies abdominales qui simulent, provoquent ou entretiennent des maladies de poitrine. 1838, 1 vol. in-8. 6 fr.

DELEAU. L'ouïe et la parole rendues à Honoré Trezel, sourd-muet de naissance, avec un rapport à l'Académie des sciences. 1828, in-8. 1 fr. 50 c.

DELEAU. Recherches pratiques sur les maladies de l'oreille et sur le développement de l'ouïe et de la parole chez les sourds-muets. *Maladies de l'oreille moyenne,* 1838, 1 vol. in-8, fig. 8 fr.

DELEUZE. Instruction pratique sur le magnétisme animal. Nouvelle édition, précédée d'une notice historique sur la vie et les ouvrages de l'auteur et suivie d'une lettre d'un médecin étranger. 1853. 1 vol. in-12. 3 fr. 50 c.

DELEUZE. Histoire critique du magnétisme animal. 2e édit., 1819, 2 vol. in-8. 6 fr.

DELEUZE. Mémoire sur la faculté de prévision, avec des notes et des pièces justificatives, et avec une certaine quantité d'exemples de prévisions recueillis chez les anciens et les modernes. 1836, in-8, br. 2 fr. 50 c.

DE MOLÉON. Rapport sur les travaux du conseil de salubrité de la ville de Paris, de 1802 à 1840. 2 vol. in-8. 16 fr.

TRAITÉ CLINIQUE ET PRATIQUE

DES MALADIES DES VIEILLARDS

PAR M. DURAND-FARDEL,

Docteur en médecine de la Faculté de Paris, ancien interne de la Salpêtrière, membre correspondant et lauréat de l'Académie impériale de médecine, etc.

1854. — 1 vol. in-8 de 928 pages. — 9 fr.

TRAITÉ THÉRAPEUTIQUE
DES EAUX MINÉRALES
ET DE LEUR EMPLOI
DANS LE TRAITEMENT DES MALADIES CHRONIQUES,

Par M. le Docteur DURAND-FARDEL,

1857. — 1 vol. in-8, avec une Carte des eaux minérales de France
et de l'étranger. — Prix : 7 francs.

DURAND-FARDEL. Traité du ramollissement du cerveau (*ouvrage couronné par l'Académie de médecine*). 1843, 1 vol. in-8,   7 fr.

DURAND-FARDEL. Lettres médicales sur Vichy, contenant : 1° des Considérations sur la thérapeutique thermale en général ; 2° la topographie de Vichy, l'origine de ses eaux, ses sources, ses bassins, son ancien et son nouveau établissement, ses bains, ses douches, ses piscines et ses bains de vapeur ; 3° l'usage interne de ses eaux, avec les différents modes d'administration et les applications pratiques à chacune de ses sources ; 4° l'emploi thérapeutique des eaux de Vichy dans les maladies de l'estomac, des intestins, du foie, de l'utérus, dans la goutte, le diabète, la gravelle, la chlorose, les maladies du cœur, 1855, 1 vol. gr. in-18.   2 fr. 50 c.

DESPINE père. De l'emploi du magnétisme animal, des eaux minérales, etc., dans le traitement des maladies nerveuses. 1840, 1 vol. in-8.   7 fr.

DESPRETZ. Traité élémentaire de physique (*ouvrage adopté par le conseil de l'instruction publique*). 1836, 4° édit. 1 vol. in-8, et 17 pl., br.   10 fr.

DEUBEL. De l'avortement spontané. Strasbourg, 1834, in-4 ; br.   2 fr. 50

DOROSZKO. Recherches sur l'homœopathie. 1830. 1 vol. in-8.   6 fr.

DRAPIEZ. Dictionnaire classique des sciences naturelles, contenant un choix des meilleurs articles puisés dans tous les dictionnaires qui ont traité des sciences ; augmenté des travaux et découvertes effectués depuis leur publication. 10 vol. gr. in-8, avec 200 pl. color. Bruxelles, 1837 à 1845. 150 fr.

DUBOIS (d'Amiens). Philosophie médicale ; Examen des doctrines de Cabanis et de Gall. 1848. 1 vol. in-8, br.   6 fr.

DUPIERRIS (Martial). Mémoire sur les rétrécissements organiques du canal de l'urèthre et sur l'emploi de nouveaux instruments de scarification et d'incision pour obtenir la cure radicale de cette maladie ; 2° édition. 1847, 1 vol. in-8, avec 19 fig.   6 fr.

DUBOIS. Matière médicale indigène, ou Histoire des plantes médicinales qui croissent spontanément en France et en Belgique (*ouvrage couronné par la Société de médecine de Marseille, en réponse à cette question : Des ressources que la flore médicale indigène présente aux médecins de campagne?*) 1848. 1 vol. in-8.   7 fr.

DOGME ET RITUEL DE LA HAUTE MAGIE,
Par M. ÉLIPHAS LÉVI.

1856, 2 vol. in-8, avec 23 fig. — Prix : 25 fr.

TRAITÉ DE MATIÈRE MÉDICALE
ET DE
THÉRAPEUTIQUE,
APPLIQUÉE À CHAQUE MALADIE EN PARTICULIER.
Par M. le docteur FOY,
Pharmacien en chef de l'hôpital Saint-Louis.
2 vol. in-8, de 1,456 pages. — Prix : 14 fr.

FOY. Choléra-morbus. Premiers secours à donner aux cholériques avant l'arrivée du médecin. 1849, 1 vol. in-18. 1 fr. 25 c.

FOY. Formulaire des médecins praticiens, contenant : 1° les formules des hôpitaux civils et militaires, français et étrangers ; 2° l'examen et l'interrogation des malades ; 3° un mémorial raisonné de thérapeutique ; 4° les secours à donner aux empoisonnés et aux asphyxiés ; 5° la classification des médicaments, d'après leurs effets thérapeutiques ; 6° un tableau des substances incompatibles ; 7° l'art de formuler. 4e édition, 1844. 1 vol. in-18. 3 fr. 50 c.

FOY. Manuel d'hygiène publique et privée, ou Histoire des moyens propres à conserver la santé et à perfectionner le physique et le moral de l'homme. 1845, 1 vol. grand in-18. 4 fr. 50 c.

DUBOUCHET. Maladies des voies urinaires et des organes de la génération, contenant les rétentions d'urine, les rétrécissements de l'urèthre, les maladies de la glande prostate, de la vessie, des testicules, des vésicules séminales et des conduits spermatiques, des reins et des uretères ; la stérilité et l'impuissance ; le diabète sucré ou glucosurie ; la gravelle et les calculs de la vessie. 10e édit., 1851, 1 vol. in-8. 5 fr.

DUMOULIN. Considérations sur quelques affections scrofuleuses observées chez le vieillard. 1834, in-8, br. 2 fr. 50

DUPARCQUE. Traité des maladies de la matrice. 1839, 2 vol. in-8, 2e édition. 12 fr.

DUPEAU. Lettres physiologiques et morales sur le magnétisme animal, contenant une nouvelle théorie sur ses causes, ses phénomènes et ses applications à la médecine. 1826, 1 vol. in-8, br. 3 fr. 50 c.

DURINGE. De l'homœopathie, ses avantages et ses dangers. 1834, 1 vol. in-8, 4 fr. 50 c.

ETOC-DEMAZY. Recherches statistiques sur le suicide, appliquées à l'hygiène publique et à la médecine légale. 1844. 1 vol. in-8. 4 fr. 50 c.

FABRE. Le magnétisme animal, satyre ; 3e édit. 1838, in-4. 75 c.

FAURE. Observations sur l'iris, sur les pupilles artificielles et sur la kératonyxis. 1810, in-8. 1 fr. 50 c.

CHOLÉRA-MORBUS.

GUIDE DU MÉDECIN PRATICIEN
DANS LA CONNAISSANCE ET LE TRAITEMENT DE CETTE MALADIE,
SUIVI D'UN
Dictionnaire de thérapeutique appliquée au choléra,
et d'un Formulaire spécial,
PAR M. LE DOCTEUR FABRE,
Rédacteur en chef de la Gazette des hôpitaux,
1854. — 1 vol. in-8 de 384 pages. — Prix : 5 fr.

TRAITÉ DE PATHOLOGIE INTERNE,

PAR JOSEPH FRANK,

Professeur de thérapeutique spéciale et de clinique médicale de l'Université de Vilna, etc.

TRADUIT DU LATIN PAR M. BAYLE,

Agrégé de la Faculté de médecine de Paris.

1838-1843, 6 vol. in-8.   Prix : 30 fr.

FERRUS. Des prisonniers, de l'emprisonnement et des prisons. 1850. 1 vol. in-8.   7 fr.

FERRUS. De l'expatriation pénitentiaire pour faire suite à l'ouvrage précédent. 1853. 1 vol. in-8.   3 fr.

FILHOS. Considérations pratiques sur le cancer du sein et la diathèse cancéreuse. 1855. in-8, br.   2 fr.

FLOURENS. Cours sur la génération, l'ovologie et l'embryologie, fait en 1836 au Muséum d'histoire naturelle, recueilli et publié par M. Deschamps, aide-naturaliste au Muséum. 1 vol. in-4, avec 10 pl.   6 fr.

FOSSATI. Manuel pratique de phrénologie, ou physiologie du cerveau, d'après les doctrines de Gall, Spurzheim, Combe, etc. 1845, 1 vol. gr. in-18, avec 43 fig.   6 fr.

FOTHERGILL. Remarques sur l'hydrocéphale interne, ou hydropisie des ventricules du cerveau, trad. de l'anglais. 1807, in-8.   1 fr. 25 c.

FOURNIER. Études cliniques sur les douches oculaires et la glace appliquées au traitement des phlegmasies de l'œil. 1857, in-8, br.   2 fr.

FOISSAC. Rapports et discussions de l'Académie royale de médecine sur le magnétisme animal. 1833, 1 vol. in-8.   7 fr. 50 c.

FOURCAULT. Causes générales des maladies chroniques, spécialement de la *phthisie pulmonaire*, avec l'exposé des recherches expérimentales sur les *fonctions de la peau*, suivi de l'hygiène des personnes prédisposées aux maladies chroniques et spécialement à la *phthisie pulmonaire*, ou moyens de prévenir le développement de ces affections. 1844. 1 vol. in-8.   7 fr.

On vend *séparément* l'HYGIÈNE des personnes prédisposées aux maladies chroniques, et spécialement à la *phthisie pulmonaire*. 1844. 1 vol. in-8.   3 fr. 50

FOVILLE. Déformation du crâne résultant de la méthode la plus générale de couvrir la tête des enfants. 1834, in-8 de 74 pag., avec 12 fig.   2 fr. 50 c.

GAIRAL. Amputation partielle de la main. 1853, in-8, fig.   1 fr. 25 c.

GAIRAL. Du strabisme. 1840, in-8, br.   2 fr. 50 c.

MONOGRAPHIE DES SANGSUES MÉDICINALES,

CONTENANT

LA DESCRIPTION, LA REPRODUCTION,

L'ÉDUCATION, LA CONSERVATION, LES MALADIES, L'EMPLOI, LE DÉGORGEMENT ET LE COMMERCE DE CES ANNÉLIDES;

SUIVIE

DE L'HYGIÈNE DES MARAIS A SANGSUES,

PAR M. CH. FERMOND,

Pharmacien en chef de la Salpêtrière.

1854. 1 vol. in-8 de 528 pages, avec 56 figures. — Prix : 6 fr.

COURS THÉORIQUE ET CLINIQUE
DE

PATHOLOGIE INTERNE
ET DE THÉRAPIE MÉDICALE,
Par GINTRAC,

Professeur de Clinique interne et Directeur de l'École de Médecine de Bordeaux, etc.

1853. 3 vol. gr. in-8, de 2,280 pages. — Prix : 21 fr.

GINTRAC. Mémoires et observations de médecine clinique et d'anatomie pathologique. Bordeaux, 1830, 1 vol. in-8, fig. 4 fr.

GINTRAC. Observations et recherches sur la cyanose ou maladie bleue. Paris, 1824, 1 vol. in-8, 4 fr.

GINTRAC. De l'influence de l'hérédité sur la production de la surexcitation nerveuse, sur les maladies qui en résultent, et des moyens de les guérir (ouvrage couronné par l'Académie de médecine). 1845, in-4. 4 fr. 50 c.

GINTRAC (Henri). Essai sur les tumeurs solides intra-thoraciques, 1848, in-4. 1 fr. 50 c.

GINTRAC (Henri). Études sur les effets thérapeutiques du tartre stibié à haute dose (Mémoire couronné par l'Académie nationale de médecine). 1851, 1 vol. in-8. 3 fr. 50 c.

GAIRAL. Recherches sur la surdité, considérée sous le rapport de ses causes et de son traitement; et méthode nouvelle pour la cautérisation de la trompe d'Eustache. 1836, in-8. 1 fr. 50 c.

GARCIN. Magnétisme expliqué par lui-même, ou nouvelle théorie des phénomènes magnétiques comparés aux phénomènes de l'état ordinaire. 1854, 1 vol. in-8. 4 fr.

GAUDET. Recherches sur l'usage et les effets hygiéniques et thérapeutiques des bains de mer. 3e édit., 1844, 1 vol. in-8. 6 fr.

GAUSSAIL. De la fièvre typhoïde, de sa nature et de son traitement. Paris, 1859, in-8, br. 3 fr. 50 c.

GAUTHIER (Aubin). Histoire du somnambulisme chez tous les peuples, sous les noms divers d'*extase*, *songes*, *oracles*, et *visions*; examen des doctrines théoriques et philosophiques de l'antiquité et des temps modernes, sur ses causes, ses effets, ses abus, ses avantages, et l'utilité de son concours avec la médecine. 1842, 2 vol. in-8. 10 fr.

GAUTHIER (Aubin). Traité pratique du magnétisme et du somnambulisme. 1845, 1 vol. in-8. (*Épuisé*). 10 fr.

GAY-LUSSAC. Cours de chimie professé à la Faculté des sciences. Histoire des sels, la chimie végétale et animale. 1833, 2 vol. in-8. 18 fr.

GAY-LUSSAC. Instruction sur l'essai des matières d'argent par la voie humide; suivie des documents officiels relatifs à la rectification en France du mode d'essai des matières d'or et d'argent, généralement suivi en Europe. 1830-1832, 2 vol. in-4 avec 48 fig. 10 fr.

GELY. Recherches sur l'emploi d'un nouveau procédé de suture contre les divisions de l'intestin, et sur la possibilité de l'adossement de cet organe avec lui-même dans certaines blessures. 1844, in-8, avec 21 fig. 2 fr. 50 c.

GENDRIN. De l'influence des âges sur les maladies. 1840, in-8. 2 fr.

GENDRIN. Histoire anatomique des inflammations. 1826, 2 vol. in-8, br. 16 fr.

MANUEL
DE MÉDECINE PRATIQUE,

Fruit d'une Expérience de 50 ans;

SUIVI DE CONSIDÉRATIONS PRATIQUES

SUR LA SAIGNÉE, L'OPIUM ET LES VOMITIFS,

Par C.-G. HUFELAND,

Premier médecin du roi de Prusse.

Traduit de l'allemand par A.-J.-L. JOURDAN,

Membre de l'Académie de médecine.

2ᵉ édition corrigée et augmentée d'un Mémoire sur les Fièvres nerveuses.
1848. 1 vol. in-8 de 750 pag. — Prix : 8 fr.

GENDRIN. Traité philosophique de médecine pratique. 1838-43. 3 vol. in-8. 18 f.

GEOFFROY-SAINT-HILAIRE. Histoire naturelle des mammifères, comprenant quelques vues préliminaires de l'histoire naturelle, et l'histoire des singes, des makis, des chauves-souris et de la taupe. 1834, 1 vol. in-8. 8 fr.

GEORGII. Kinésithérapie, ou Traitement des maladies par le mouvement, d'après le système de Ling, et suivi d'un abrégé de l'éducation physique des enfants. 1847, in-8, br. 2 fr.

GIBERT. Manuel des maladies vénériennes. 1837, 1 vol. gr. in-18. 6 fr.

GIRAUDEAU DE SAINT-GERVAIS. Guide pratique pour l'étude et le traitement des maladies de la peau. 1842. 1 vol. in-8, avec 50 fig. col. 6 fr.

GIRAUDEAU DE SAINT-GERVAIS. Traité des maladies syphilitiques, ou Étude comparée des principales méthodes qui ont été mises en usage pour guérir les affections vénériennes, suivi de réflexions pratiques sur les dangers du mercure et sur l'insuffisance des antiphlogistiques, avec des considérations sur la prostitution. 2ᵉ édition, 1841, 1 vol. in-8, avec 28 fig. col. 6 fr.

GODINE. Éléments d'hygiène vétérinaire, suivis de recherches sur la morve, le cornage, la pousse et la cautérisation. 1818. 1 vol. in-8. 3 fr. 50 c

GOHIER. Mémoire sur un nouvel appareil pour le traitement des fractures du col du fémur. 1838, in-8, avec 14 fig. 1 fr. 50 c.

GOYRAND. Mémoire sur la fracture par contre-coup de l'extrémité inférieure du radius. 1836, in-8, avec 14 fig. 1 fr. 50 c.

GRODDECK. De la maladie démocratique, nouvelle espèce de folie, traduit de l'allemand. 1850, in-8, de 64 pag. 1 fr. 25 c.

GUILLOT (Nathalis). La lésion, la maladie (*Concours de pathologie médicale*). 1851, in-8. 2 fr. 50 c.

GUISLAIN (J.). Traité sur l'aliénation mentale et sur les hospices des aliénés. Amsterdam, 1826, 2 vol. in-8, avec 12 pl. 50 fr.

HALLER. Auctarium ad elementa physiologiæ corporis humani. Lausannæ, 1782, 4 fascicules in-4. 18 fr.

HAMILTON. Observations sur les avantages et l'emploi des purgatifs dans plusieurs maladies, traduit de l'anglais par le docteur LAFISSE. 1828, 1 vol. in-8, br. 3 fr. 50 c.

HAXO. Fécondation artificielle et éclosion des œufs de poissons, suivies de réflexions sur l'ichthyogénie. 1853, in-8, br. 2 fr. 50

MANUEL DES ACCOUCHEMENTS,

ET DES MALADIES

DES FEMMES GROSSES ET ACCOUCHÉES,

contenant

LES SOINS A DONNER AUX NOUVEAU-NÉS;

Par M. le docteur JACQUEMIER,

Ancien interne de la maison d'accouchements de Paris.

1846. 2 vol. gr. in-18 de 1,820 pag., avec 63 fig. dans le texte. — Prix : 9 fr.

JACQUEMIER. Développement de l'œuf humain. 1851, in-8. 1 fr. 25 c.

JACQUEMIER. Voyez NAEGELÉ.

HENRY fils (Ossian). Essai sur l'emploi médical et hyhiénique des bains. 1855, 1 vol. in-4 3 fr. 50 c.

HILDENBRAND. Manuel de clinique médicale, ou Principes de clinique interne, trad. du latin et augmenté d'une préface, de notes historiques, critiques, dogmatiques et pratiques, par M. G. Dupré, professeur de la Faculté de médecine de Montpellier. 1849, 1 vol. in-12. 5 fr. 50 c.

HUREAUX. Histoire des falsifications des substances alimentaires et médicamenteuses; précédée d'une instruction élémentaire sur l'analyse, et suivie des essais et analyses qualitatives pour reconnaître instantanément les produits chimiques usités en pharmacie, dans les arts et dans l'industrie. 1855. 1 vol. in-8. 7 fr.

JARJAVAY. De l'influence des efforts sur la production des maladies chirurgicales. 1847, in-8 de 72 pages. 2 fr.

HIPPOCRATE. Aphorismes, pronostiques et prorrhétiques, traduits d'après la collation de 22 manuscrits et des interprètes orientaux, par Lefebvre de Villebrune. Paris, 1786, in-18, br. 1 fr. 50

IMBERT. Traité pratique des maladies des femmes, par F. Imbert, ex-chirurgien en chef de la Charité de Lyon. 1840, 1 vol. in-8. 6 fr.

JOBERT (de Lamballe). Traité théorique et pratique des maladies chirurgicales du canal intestinal. 1829, 2 vol. in-8. 12 fr.

ISAMBERT. Études chimiques, physiologiques et cliniques sur l'emploi thérapeutique du *chlorate de potasse*, spécialement dans les affections diphthériques (croup, angine couenneuse, etc.). 1856, 1 vol. in-8. 2 fr. 50 c.

JOSAT. De la mort et de ses caractères : nécessité de reviser la législation des décès pour prévenir les inhumations précipitées; ouvrage entrepris sous les auspices du gouvernement et couronné par l'Institut. 1854, 1 vol. in-8. 7 fr.

JOSAT. Recherches historiques sur l'épilepsie. 1856, in-8. 2 fr.

MANUEL

D'ANATOMIE PATHOLOGIQUE

GÉNÉRALE ET APPLIQUÉE

Contenant

LE CATALOGUE ET LA DESCRIPTION DES PIÈCES DÉPOSÉES AU MUSÉE DUPUYTREN

Par M. le Docteur HOUEL,

Conservateur dudit Musée, etc.

1857. — 1 vol. grand in-18 de 850 pages. — 7 francs.

NOUVEAU TRAITÉ ÉLÉMENTAIRE
D'ANATOMIE DESCRIPTIVE
ET DE PRÉPARATIONS ANATOMIQUES,
Par A. JAMAIN,
Docteur en médecine de la Faculté de Paris, ancien interne des hôpitaux,
membre de la Société anatomique, etc.

SUIVI

D'UN PRÉCIS D'EMBRYOLOGIE
PAR M. VERNEUIL,
Agrégé et Professeur de la Faculté de médecine de Paris, etc.

1853, 1 vol. gr. in-18 de 900 pages, avec 140 fig. dans le texte. Prix : 12 fr.

JAMAIN. Manuel de petite chirurgie, contenant les pansements, les bandages, les appareils de fractures, les pessaires, les bandages herniaires, les ponctions, la vaccination, les incisions, la saignée, les ventouses, le phlegmon, les abcès, les plaies, les brûlures, les ulcères, le cathétérisme, l'extraction des dents, les agents anesthésiques 1853, 1 vol. gr. in-18 avec 189 fig. 6 fr.

JAMAIN. Manuel de pathologie et de clinique chirurgicales. 1856-1857, 2 vol. grand in-18. 12 fr.

JAMAIN. De l'exstrophie ou extroversion de la vessie. (Thèse de doctorat.) 1848, in-4, br. 1 fr. 50 c.

JAMAIN. De l'hématocèle du scrotum (concours de l'agrégation). 1853, in-8, br. 2 fr. 50

JAMAIN. Archives d'ophthalmologie, comprenant les travaux les plus importants sur l'anatomie, la physiologie, la pathologie, la thérapeutique et l'hygiène de l'appareil de la vision. 1853-1856, 6 vol. in-8, fig. 20 fr.

JAMAIN ET WAHU. Annuaire de médecine et de chirurgie pratiques, pour 1846 à 1857, résumé des travaux pratiques les plus importants publiés en France et à l'étranger pendant 1845 à 1857. 12 vol. gr. in-32. Prix de chaque. 1 fr. 25 c.

JULIA DE FONTENELLE. Recherches médico-légales sur l'incertitude des signes de la mort, les dangers d'inhumations précipitées, les moyens de constater les décès et de rappeler à la vie ceux qui sont en état de mort apparente. 1834, 1 vol. in-8. 3 fr. 50 c.

LACROIX (E.). Des érysipèles. 1847, in-4, br. 1 fr. 50 c.

LACROIX (E.). Antéversion et rétroversion de l'utérus. 1841, in-8. 3 fr. 50 c.

LAFONT-GOUZI. Du magnétisme animal, considéré sous le rapport de l'hygiène, de la médecine légale et de la thérapeutique. 1839, in-8, br. 3 fr.

LAFONTAINE. L'art de magnétiser, ou le Magnétisme animal, considéré dans ses rapports avec la théorie, la pratique, et son emploi thérapeutique. 1852. 2e édit., 1 vol. in-8, fig. 8 fr.

LANDOUZY. Traité complet de l'hystérie (ouvrage couronné par l'Académie royale de médecine). 1840, 1 vol. in-8. 7 fr.

LARTIGUE. De l'angine de poitrine (ouvrage couronné par la Société royale de médecine de Bordeaux). 1840, 1 vol. in-12. 2 fr. 50 c.

LATERRADE. Code expliqué des pharmaciens, ou Commentaire sur les lois et la jurisprudence en matière pharmaceutique. 1834, 1 vol. in-18. 3 fr. 50 c.

LATOUR (Amédée). Du traitement préservatif et curatif de la phthisie pulmonaire. 1840, in-8, br. 3 fr.

TRAITÉ PRATIQUE
DES
MALADIES DE L'OREILLE,
PAR M. LE DOCTEUR KRAMER;
TRADUIT DE L'ALLEMAND, AVEC DES NOTES,
Par M. le docteur MÉNIÈRE,
Médecin de l'institution nationale des Sourds-Muets de Paris.
1848. 1 vol. in-8 de 544 pages, avec 5 fig. — 7 fr.

LAUGIER. Des cals difformes et des opérations qu'ils réclament (thèse de
concours). 1841, in-8, fig., br. 2 fr. 50 c.

LAVORT. Précis de pathologie générale, de nosologie et de méthode d'observation. 1846, 1 vol. in-18. 5 fr.

LEFÈVRE. De l'asthme, recherches sur la nature, les causes et le traitement
de cette maladie. 1847, in-8. 2 fr. 50

LE GENDRE. Développement et structure du système glandulaire (concours
d'agrégation). 1850, in-8, fig. 2 fr.

LEGOUAS. Nouveaux principes de chirurgie, ou Éléments de zoonomie, d'anatomie et de physiologie, d'hygiène, de pathologie générale, de pathologie
chirurgicale, de matière médicale et de médecine opératoire. 6e édit. 1850.
1 vol. in-8. 3 fr. 50 c.

LEGRAND. De l'analogie et des différences entre les tubercules et les scrofules. 1849, 1 vol. in-8. 5 fr.

— De l'action des préparations d'or sur notre économie et plus spécialement
sur les organes de la digestion et de la nutrition. 1849, in-8, br. 2 fr.

LEMBERT. Essai sur la méthode endermique. 1828, in-8, br 2 fr.

LEPELLETIER (de la Sarthe). Traité de l'érysipèle et des différentes variétés
qu'il peut offrir. 1836, 1 vol. in-8. 4 fr. 50 c.

LEPELLETIER (de la Sarthe). Traité complet sur la maladie scrofuleuse et les
différentes variétés qu'elle peut offrir. 1830, 1 vol. in-8, br. 7 fr.

LEPELLETIER (de la Sarthe). De l'emploi du tartre stibié à haute dose,
dans le traitement des maladies en général, dans celui de la pneumonie et
du rhumatisme en particulier. 1838, in-8. 3 fr. 50 c.

LEPELLETIER (de la Sarthe). Nouvelle doctrine médicale, ou doctrine biolo-
gique. 1853. 1 vol. in-8. 7 fr.

LEPELLETIER (de la Sarthe). Histoire de la révolution médicale du xixe siècle :
appréciation de ses avantages et de ses inconvénients. 1851. 1 vol. in-8. 6 fr.

LENEBOURS. Avis aux mères qui veulent nourrir leurs enfants. 8e édition corrigée. An VII, 1 vol. in-18. 1 fr. 50 c.

LÉVEILLÉ. Histoire de la folie des ivrognes. 1830. 1 vol. in-8. 6 fr.

LISFRANC. Maladies de l'utérus, d'après les leçons cliniques faites à l'hôpital
de la Pitié, par M. le Docteur PAULY. Paris, 1836, 1 vol. in-8, br. 6 fr.

LOUBERT (abbé). Le magnétisme et le somnambulisme devant les Corps
savants, la Cour de Rome et les Théologiens. 1844. 1 vol. in-8. 7 fr.

LUBANSKI. Études pratiques sur l'hydrothérapie, d'après les observations recueillies à l'établissement de Pont-à-Mousson. 1847, 1 fort vol. in-8. 6 fr.

LUSARDI. Ophthalmie contagieuse. 1831, in-8. 2 fr. 50 c.

— Essai physiolog. sur l'iris, la rétine et les nerfs de l'œil. 1831, in-8. 2 fr. 50 c.

TRAITÉ COMPLET
DE L'ART DU DENTISTE,
D'APRÈS L'ÉTAT ACTUEL DES CONNAISSANCES,
PAR F. MAURY,
Dentiste de l'École polytechnique,

3e édition mise au courant de la science, avec des notes, par P. GRESSET.
1841, 1 vol. in-8 et atlas in-8 de 42 planches représentant 407 fig. Prix 12 fr.

MACARIO. Traitement moral de la folie. 1843, in-4. 1 fr. 50 c.

MAGENDIE. Formulaire pour la préparation et l'emploi de plusieurs nouveaux médicaments. 1836. 9e édit. 1 vol. in-12, br. 3 fr. 50 c.

MAISONABE. Orthopédie clinique sur les difformités dans l'espèce humaine, accompagnée de mémoires. 1834, 2 vol. in-8, fig. 14 fr.

MALGAIGNE. Du traitement des grands emphysèmes traumatiques. 1842, in-8, br. 1 fr.

MALGAIGNE. Mémoire sur un nouveau moyen de prévenir l'inflammation après les grandes lésions traumatiques. 1841, in-8, br. 1 fr. 50 c.

MALGAIGNE. Ponction dans l'hydrocéphale chronique. 1840, in-8, br. 50 c.

MALGAIGNE. Recherches historiques et pratiques sur les appareils dans le traitement des fractures. 1841, in-8, br. 3 fr.

MALGAIGNE. Mémoire sur la détermination des diverses espèces de luxations de la rotule, leurs signes et leur traitement. 1836, in-8. 2 fr.

MALGAIGNE. De quelques dangers du traitement ordinaire des fractures du col du fémur. 1841, in-8. 75 c.

MALGAIGNE. Des tumeurs du cordon spermatique (thèse de concours de clinique chirurgicale). 1848, in-8. 2 fr. 50 c.

MALGAIGNE. Manuel de médecine opératoire fondée sur l'anatomie normale et l'anatomie pathologique. 1834. 6e édit., 1 vol. gr. in-18. 7 fr.

MALLAT DE BASSILAN. Guérison des douleurs et des paralysies par une méthode spéciale externe, avec des observations de cures obtenues : 1° dans les douleurs *névralgiques, rhumatismales et goutteuses* ; 2° dans les *entorses, les foulures, les tumeurs blanches, les ankyloses* ; 3° dans certaines paralysies et affections de la moelle épinière. 1857, 1 vol. in-8. 3 fr. 50 c.

MANEC. Recherches anatomico-pathologiques sur la hernie crurale. Paris, 1826, in-4, fig. br. 2 fr. 50 c.

MARCÉ. Engorgements de la rate, propres aux fièvres intermittentes, considérés dans leurs rapports avec l'état local et fonctionnel du cœur. 1854, in-8. 1 fr. 50 c.

MAROTTE. Étude sur l'inanition, ou Effets de l'abstinence prolongée dans les maladies aiguës. 1850, in-8. 1 fr. 50 c.

MARTIN (Ferdinand). Mémoire sur une nouvelle méthode de traitement des fractures du col et du corps du fémur (couronné par la Société centrale de médecine du Nord). 1855, in-8, avec 17 fig. 1 fr. 50 c.

MARTIN (Ferdinand). Essai sur les appareils prothétiques des membres inférieurs. 1850, 1 vol. in-8, avec 28 planches. 5 fr.

MARTIN ET FOLEY. Histoire statistique de la colonisation algérienne au point de vue du peuplement et de l'hygiène. 1851, 1 vol. in-8. 6 fr.

MARTIN (V). Manuel d'hygiène à l'usage des Européens qui viennent s'établir en Algérie. 1847, 1 vol. in-8. 5 fr. 50 c.

ATLAS DE 60 PLANCHES
sur
L'ART DES ACCOUCHEMENTS,
PAR F.-J. MOREAU,

Professeur d'accouchements, des maladies des femmes et des enfants à la Faculté de médecine de Paris, médecin de la maison d'accouchement (Maternité).

Ces planches, exécutées d'après nature, par M. Émile Beau, sur les préparations anatomiques du docteur Jacquemier, ancien interne de la maison d'accouchement de Paris, sont destinées à servir de complément à tous les Traités d'accouchements.

NOUVEAU TIRAGE.

PRIX DE L'ATLAS COMPLET ET CARTONNÉ :

Avec fig. noires, 25 fr. | Avec fig. coloriées, 60 fr.

Le même Atlas, avec le *Traité pratique des accouchements*, de M. le professeur Moreau. 2 vol. in-8, fig. noires, 50 fr., et fig. color., 65 fr.

MOREAU. Novisimas demostraciones acerca del arte de LOS PARTOS. Obra que sirve de complemento a todos los tratados de partos, y que contiene 60 hermosas laminas en folio, con un testo explicativo. *Traduccion Castellana* por D. Antonio Sanchez de Bustamente. 1846, figures noires. 60 fr.
Fig. coloriées. 120 fr.

MOREAU. Manuel des sages-femmes, contenant la saignée, l'application des ventouses, la vaccine, la description et l'usage des instruments relatifs aux accouchements avec des notes sur plusieurs parties des accouchements (*pour servir de complément aux Principes d'accouchements* de Baudelocque). 1839, 1 vol. in-12, avec fig. 2 fr.

MOREAU (Alexis). Des grossesses extra-utérines (concours d'agrégation), 1853, in-8, br. 3 fr.

MARTIN SAINT-ANGE. Circulation du sang chez le fœtus de l'homme, 2ᵉ édit. aug., 1857, in-4 avec 18 fig. col. 2 fr. 50

MARTINET. Traité élémentaire de thérapeutique médicale, suivi d'un Formulaire, etc. 1 vol. in-8, 1857. 6 fr.

MARTINET. Manuel de clinique médicale, contenant la manière d'observer en médecine; 5ᵉ édition. 1857, 1 vol. in-18, br. 4 fr. 50 c.

MAUNOURY et SALMON. Manuel de l'art des accouchements, précédé d'une description abrégée des fonctions et des organes du corps humain, et suivi d'un exposé sommaire des opérations de petite chirurgie les plus usitées, *à l'usage des élèves sages-femmes qui suivent les cours départementaux.* 1850, 1 vol. in-8, avec 52 fig. 7 fr.

MENIÈRE. Traité des maladies de l'oreille. (Voy. Kramer.)

MENIÈRE. De la guérison de la surdi-mutité et de l'éducation des sourds-muets; exposé de la discussion qui a eu lieu à l'Académie impériale de médecine, avec notes critiques, réflexions, additions, et un résumé général. 1855, 1 vol. in-8. 5 fr.

MÉDECINE, CHIRURGIE ET PHARMACIE DES PAUVRES, contenant les premiers secours à donner aux empoisonnés et aux asphyxiés, et les remèdes faciles à préparer et peu chers pour le traitement de toutes les maladies. Nouvelle édition refondue. 1839, 1 vol. grand in-18. 2 fr. 50 c.

ÉLÉMENTS
DE PATHOLOGIE CHIRURGICALE,
Par A. NÉLATON,
Professeur de clinique chirurgicale à la Faculté de médecine de Paris.
1844-57. 4 volumes in-8. — Prix : 28 fr.

Les tomes *troisième* et *quatrième* se vendent séparément. —12 fr.

NÉLATON. De l'influence de la position dans les maladies chirurgicales (*Concours de clinique chirurg.*). 1851, in-8, br. **2 fr. 50 c.**

MARCHESSAUX. Manuel d'anatomie générale, histologie et organogénie de l'homme. 1844, 1 vol. gr. in-18. **3 fr. 50 c.**

MÉRAT. Nouvelle flore des environs de Paris, suivant la méthode naturelle, avec l'indication des vertus des plantes usitées en médecine. 4° édit. 1836. 2 vol. in-18. **7 fr.**

MÉRAT. Traité de la colique métallique, vulgairement appelée colique des peintres, des plombiers, de Poitou, etc. 2° édit. 1812. 1 vol. in-8. 3 fr. 50 c.

MESMER. Mémoires et Aphorismes sur le magnétisme animal, suivis des procédés d'ESLON. Nouvelle édition avec des notes, par J.-J.-A. RICARD. 1846, 1 vol. in-18, br. **2 fr. 50 c.**

MICHON. Des tumeurs synoviales de la partie inférieure de l'avant-bras, de la face palmaire du poignet et de la main (*Concours de clinique chirurg.*). 1851, 1 vol. in-8, 13 fig. **3 fr. 50 c.**

MITSCHERLICH. Éléments de chimie; traduit de l'allemand sur la dernière édition, par L. VALÉRIUS. 1840, 3 vol. in-8. **18 fr.**

MORDRET (Ambr.). État actuel de la vaccine considérée au point de vue pratique et théorique, et dans ses rapports avec les maladies et la longévité (couronné par l'Académie de médecine de Madrid). 1854. In-8 de 100 p. 2 fr.

MUNARET. Du médecin des villes et du médecin de campagne, mœurs et science. 2° édition. 1840, 1 vol. gr. in-18. **3 fr. 50 c.**

NAEGELÉ. Manuel d'accouchements à l'usage des élèves sages-femmes, nouvelle traduction de l'allemand sur la dernière édition, par M. le docteur SCHLESINGER-RAHIER, augmentée et annotée par M. le docteur JACQUEMIER, ancien interne de la maison d'accouchements de Paris, suivi d'un appendice contenant la *saignée*, les *ventouses* et la *vaccine*, et d'un QUESTIONNAIRE complet. (Ouvrage placé, par décision ministérielle, au rang des livres classiques des élèves sages-femmes de la Maternité de Paris.) 1 vol. gr. in-18 avec 80 figures dans le texte. *Nouvelle édit.* augmentée. 1857. **6 fr.**

OLIVIER (Joseph). Traité du magnétisme, suivi des paroles d'un somnambule et d'un recueil de traitements magnétiques. 1854. 1 vol. in-8. **6 fr.**

OLLIVIER (d'Angers). Traité des maladies de la moelle épinière, contenant l'histoire anatomique, physiologique et pathologique de ce centre nerveux chez l'homme. 3° édit. 1837. 2 vol. in-8 avec 27 fig. **7 fr.**

OTTERBURG. Lettres sur les ulcérations de la matrice (métroelkoses), et leur traitement. 1850, in-8. **2 fr.**

PARCHAPPE. Recherches sur l'encéphale, sa structure, ses fonctions et ses maladies. *Premier mémoire*, volume de la tête et de l'encéphale chez l'homme. *Deuxième mémoire*, altérations de l'encéphale dans l'aliénation mentale. 1836-38, 2 vol. in-8. **7 fr.**

Le second Mémoire se vend séparément. **5 fr. 50 c.**

MALADIES DES FEMMES.
Des Ulcérations et des Ulcères du col de la Matrice
ET DE LEUR TRAITEMENT,
Par F.-L. PICHARD,
Médecin de la Faculté de Paris, etc,
1848, 1 vol. gr. in-8 de 500 pag. avec 27 fig. 8 fr.

PAULY. Maladies de l'utérus d'après les leçons cliniques de M. Lisfranc faites à l'hôpital de la Pitié. 1830, 1 vol. in-8, br. 6 fr.

PAYAN (d'Aix). Mémoire sur l'ergot de seigle, son action thérapeutique et son emploi médical. 1841, in-8, br. 2 fr.

PAYEN et CHEVALLIER. Traité élémentaire des réactifs, leurs préparations, leurs emplois spéciaux, et leurs applications à l'analyse; 3e édit, augmentée d'un supplément contenant les nouvelles recherches faites : 1° sur l'arsenic, à l'aide de l'appareil de Marsh ; 2° sur l'antimoine ; 3° sur le plomb; 4° sur le cuivre ; 5° sur le sang; 6° sur le sperme. 1841, 3 vol. in-8, fig. 9 fr.

PELLETAN. Traité élémentaire de physique générale et médicale, par P. PELLETAN, professeur de physique à la Faculté de médecine de Paris; 3e édition, 1838, 2 vol. in-8, avec fig. 14 fr.

PERCY. Manuel du chirurgien d'armée, ou Instruction de chirurgie militaire sur le traitement des plaies d'armes à feu, avec la méthode d'extraire de ces plaies les corps étrangers. 1830, in-12, fig., br. 2 fr. 50

PERSON. Éléments de physique, par le docteur PERSON, agrégé de la Faculté de médecine de Paris, agrégé de l'Université, professeur de physique à la Faculté des Sciences de Besançon, etc. 1836-1841, 2 vol. in-8 de 1210 pages avec atlas in-4 de 678 fig. 12 fr.

PÉTETIN. Électricité animale, prouvée par la découverte des phénomènes physiques et moraux de la catalepsie hystérique et de ses variétés, et par les bons effets de l'électricité artificielle dans le traitement de ces maladies. 1808, 1 vol. in-8. 0 fr.

PÉTREQUIN. Mélanges de chirurgie, ou Histoire médico-chirurgicale de l'Hôtel-Dieu de Lyon, depuis sa fondation jusqu'à nos jours, avec l'histoire spéciale de la syphilis dans cet hospice; 1843, 1 vol. in-8. 4 fr. 50 c.

PHILLIPS. Dilatation des rétrécissements de l'urètre; 1852, in-8, fig. 1 fr.

PHILLIPS. Goutte militaire et son traitement. 2e édit., 1850, in-8. 1 fr.

PIGEAIRE. De l'électricité animale, ou du Magnétisme vital et de ses rapports avec la physique, la physiologie et la médecine. 1830, 1 vol. in-8. 3 fr. 50 c.

PIGNÉ. Annales de l'anatomie et de la physiologie pathologiques. 1846, 1 vol. grand in-8 de 290 pages, avec 53 figures représentant des pièces d'anatomie pathologique du musée Dupuytren. 7 fr.

PIORRY. Irritation encéphalique des enfants. 1823, in-8, br. 2 fr. 50 c.

PIORRY. Clinique médicale des hôpitaux de la Pitié et de la Salpêtrière, contenant le compte rendu de la clinique de la Faculté de médecine de Paris. 1833, 1 vol. in-8. 6 fr.

PIORRY. Du procédé opératoire à suivre dans l'exploration des organes par la percussion médiate, accompagné de mémoires sur la circulation, les pertes de sang, le sérum du sang, la respiration, l'asphyxie, la strangulation, la submersion, la langue considérée sous le rapport du diagnostic, l'abstinence, le migraine, etc. 1838, 1 fort vol. in-8. 6 fr.

POINTE. Histoire topographique et médicale du grand Hôtel-Dieu de Lyon, dans laquelle sont traitées la plupart des questions qui se rattachent à l'organisation des hôpitaux en général. 1842, 1 vol. grand in-8.   7 fr. 50 c.

POINTE. Hygiène des collèges (autorisé par le conseil de l'Université). 1846, 1 vol. in-18.   4 fr. 50 c.

POUGENS, Dictionnaire de médecine et de chirurgie pratiques, mis à la portée des gens du monde, ou Moyens les plus simples, et les mieux éprouvés, de traiter toutes les infirmités humaines, et contenant les conseils pour conserver la santé, les divers préjugés. 2ᵉ édit., 1820, 4 vol. in-8.   24 fr.

PUYSÉGUR. Mémoire pour servir à l'histoire et à l'établissement du magnétisme animal. 3ᵉ édition. 1820, 1 vol. in-8.   6 fr.

PUYSÉGUR. Du magnétisme animal considéré dans ses rapports avec les diverses branches de la physique générale. 1820, 1 vol. in-8.   6 fr.

QUEVENNE. Action physiologique et thérapeutique des ferrugineux. 1854, 1 vol. in-8.   4 fr.

QUEVENNE et BOUCHARDAT. Instruction pour l'essai et l'analyse du lait. 1856, in-8.   1 fr. 25 c.

QUEVENNE et HOMOLLE. Mémoire sur la digitaline et la digitale. 1854, 1 vol. in-8.   4 fr.

RÉCAMIER, Recherches sur le traitement du cancer par la compression méthodique simple et combinée, et sur l'histoire générale de la même maladie; suivies de notes : 1° sur les forces et la dynamétrie vitales; 2° sur l'inflammation et l'état fébrile. 1829, 2 vol, in-8, avec 20 fig.   12 fr.

RENAULT DU MOTEY. Mémoire sur les fractures des os du métacarpe. 1854. In-4.   2 fr.

RIBES DE MONTPELLIER. De l'anatomie pathologique considérée dans ses rapports avec la science des maladies. 1834, 2 vol. in-8.   12 fr.

RICARD. Physiologie et hygiène du magnétiseur, régime diététique du magnétisé; Mémoires et aphorismes de Mesmer, avec des notes. 1844, 1 vol. grand in-18 de 456 pag.   3 fr. 50 c.

RIGOT. *Anatomie des régions du cheval*, considérée spécialement dans ses rapports avec la chirurgie et la médecine opératoire. 1828, 1 vol. in-fol., avec 6 belles planches, cart.   6 fr.

RIVIÈRE. Éléments de géologie pure et appliquée, ou résumé d'un cours de géologie descriptive, industrielle et comparative. 1859. 1 vol. in-8 de 700 p., avec 250 fig.   7 fr.

ROBERT (A.). Des anévrismes de la région sus-claviculaire. (Thèse de concours pour la chaire de clinique chirurgicale), par M. Robert, chirurgien de l'hôpital Beaujon. 1842, in-8, de 134 pag., avec 1 pl.   3 fr.

ROBERT (A.). Des affections granuleuses, ulcéreuses et carcinomateuses du col de l'utérus. 1848, 1 vol. in-8, avec 6 fig. coloriées.   3 fr. 50 c.

ROBERT (A.). Des amputations partielles et de la désarticulation du pied (*Concours de médecine opératoire*). 1850, in-8, 209 pag.   3 fr. 50 c.

ROBERT (A). Des vices congénitaux de conformation des articulations (*Concours de clinique chirurg.*). 1 vol. in-8 avec 2 fig. 1851.   3 fr. 50 c.

ROBIN (Ch.). Observations sur l'ostéogénie. 1851, in-8.   1 fr. 25 c.

ROBIN (Ch.) et BÉRAUD. Éléments de physiologie de l'homme et des principaux vertébrés. 1856-57, 2 vol. gr. in-18.   12 fr.

ÉLÉMENTS
DE
PATHOLOGIE MÉDICALE,
Par A.-P. REQUIN,

Professeur de pathologie médicale à la Faculté de médecine de Paris,
médecin de l'Hôtel-Dieu.

1843-52. — 3 forts volumes in-8. — Prix : 22 fr.

Le tome *troisième* se vend séparément 6 fr.

REQUIN. Des prodromes dans les maladies. (Thèse de concours pour la chaire de pathologie interne). 1840, in-8, br. 1 fr. 50 c.

REQUIN. Des purgatifs et de leurs principales applications (Thèse pour le concours de matière médicale). 1839. in-8, br. 2 fr.

REQUIN. De la spécificité dans les maladies. 1851, in-8. 2 fr.

REQUIN. Homœopathie. 1851, in-8. 1 fr. 25 c.

ROSENBAUM. Histoire de la syphilis dans l'antiquité, avec des recherches pour servir aux médecins, aux philologues et aux antiquaires, traduit de l'allemand par M. Santlus, 1847, 1 vol. in-8. 6 fr.

ROGNETTA. Annales de thérapeutique médicale et chirurgicale, et de toxicologie. Avril 1843 à mars 1849. 6 vol. in-4, br. 25 fr.

ROUAULT. Des principaux agents anti-ophthalmiques. 1855, in-8. 1 fr. 50 c.

ROUSSEL (Théophile). De la pellagre, de son origine, de ses progrès, de son existence en France, de ses causes et de son traitement curatif et préservatif. 1845, 1 vol. in-8. 6 fr.

ROUX. Coup d'œil physiologique sur les sécrétions. 1803. In-8. 1 fr. 25

ROUX. Résection et retranchement de portions d'os malades soit dans les articulations soit hors des articulations (thèse de concours pour la chaire de médecine opératoire). 1812. In-4, br. 2 fr. 50

ROUX. Mémoire sur la staphyloraphie, ou suture du voile du palais. 1825, in-8 avec fig. 2 fr. 50

ROUX. Mémoire et observations sur la réunion de la plaie après l'amputation des membres. 1814. In-8, br. 2 fr. 50

ROUX. Mémoire sur les exostoses et sur les opérations qui leur conviennent. 1847, in-8. 1 fr.

ROUX. Faits et remarques sur les tumeurs fongueuses, sanguines ou anévrismales des os. 1815, in-8. 1 fr.

ROUX. Discussion sur les tumeurs fibreuses du sein. 1844, in-8. 1 fr.

ROUX. Faits et remarques pour servir à l'histoire de l'anévrisme artérioso-veineux. 1850. In-8. 1 fr.

ROUX. Communication à l'Académie des sciences sur les effets de l'éther et du chloroforme. 1847, in-4. 1 fr.

ROUX. Résumé statistique de la clinique chirurgicale de l'Hôtel-Dieu. 1845, in-8, br. 3 fr.

ROUX. Rapport sur des observations relatives à l'opération de la taille. 1846, in-8, br. 1 fr.

SANSON. Traité de la cataracte, publié d'après ses leçons par ses élèves, MM. les docteurs BARDINET et PIGNÉ. 1842, in-8, br. 1 fr. 50 c.

TRAITÉ PRATIQUE
DES MALADIES NERVEUSES,

PAR M. SANDRAS,
Médecin de l'hôpital Beaujon.

1851. — 2 vol. in-8. — Prix, 12 fr.

SAUCEROTTE. Tableau synoptique des races humaines, montrant leur origine, leur distribution géographique, leurs caractères distinctifs, les peuples dérivés, feuille gr. in-folio avec fig. col. **3 fr. 50 c.**

SAUCEROTTE (Constant). Nouveaux conseils aux femmes sur l'âge prétendu critique, ou conduite à tenir lors de la cessation des *règles*, 3e édit., augmentée de nouvelles considérations sur la première apparition des *règles*, les dérangements de la *menstruation* et sur les *fleurs blanches*. 1829; in-8. **2 fr.**

SCARPA. Traité des maladies des yeux, traduit de l'italien, par MM. Bousquet et Bellanger. Paris, 1821, 2 vol. in-8, avec fig. **7 fr.**

SERINGE. Flore des jardins et des grandes cultures, ou Description des plantes de jardins, d'orangeries et de grandes cultures, leur multiplication, l'époque de leur floraison et de leur fructification, et leur emploi. 1845 à 1849. 3 vol. in-8, de 1896 pages, avec 31 pl. fig. noires et color. **12 fr.**

SERRE. Traité pratique de la réunion immédiate et de son influence sur les progrès récents de la chirurgie dans toutes les opérations. 1837, 1 vol. in-8, avec 10 fig. **7 fr.**

SERRE (d'Alais). Mémoire sur l'inflammation de la peau, du tissu cellulaire, des veines et des vaisseaux; application d'un nouveau traitement spécial et abortif. 1837, in-8. **2 fr. 50 c.**

SICHEL. Leçons cliniques sur les lunettes et les états pathologiques consécutifs à leur usage irrationnel. 1848, 1 vol. in-8 de 148 pag. **3 fr. 50 c.**

SOLAYRÈS. Dissertation sur l'accouchement terminé par les seules forces de la mère, traduit du latin par le docteur Andrieux. 1842, in-8, br. 2 fr. 50 c.

SOEMMERRING. Iconologie de l'organe de l'ouïe, ouvr. traduit du latin par Rivallié, D. M. P. 1828, in-8, et atlas in-4 de 17 pl. **7 fr.**

SOEMMERRING. Traité des maladies de la vessie et de l'urètre, considérées particulièrement chez les vieillards, trad. de l'allemand, avec des notes, par M. Hollard. 1824, 1 vol. in-8, br. **3 fr. 50 c.**

SPURZHEIM. Observations sur la folie ou sur les dérangements des fonctions morales et intellectuelles de l'homme, avec 2 pl. Paris, 1818, in-8. **6 fr.**

SPURZHEIM. Essai sur les principes élémentaires de l'éducation. Paris, 1822, 1 vol. in-8. **3 fr. 50 c.**

TARDIEU. Manuel de pathologie et de clinique médicales. 1857, 1 vol. grand in-18, 2e édition, corrigée et augmentée. **7 fr.**

TAUFFLIEB. De l'huile de foie de morue et de son usage en médecine. 1853, in-8, br. **2 fr.**

DICTIONNAIRE DE THÉRAPEUTIQUE

contenant

LES MOYENS CURATIFS EMPLOYÉS DANS TOUTES LES MALADIES
PAR LES MÉDECINS PRATICIENS LES PLUS DISTINGUÉS,

Par le docteur SZERLECKI.

1838. — 2 vol. in-8. — Prix : 12 fr.

SZERLECKI. Tractatus de fractura colli ossi femoris, cui annexa est observatio rarissima de ossium mollitie. 1834, in-4, avec 5 pl. **2 fr.**

TERME et MONFALCON. Nouvelles considérations sur les enfants trouvés, suivies des rapports sur l'histoire des enfants trouvés, par MM. Benoiston de Chateauneuf et Villemain. Lyon, 1838, in-8, br. **2 fr. 50 c.**

TISSOT. L'onanisme. Dissertation sur les maladies produites par la masturbation ; nouvelle édition, revue, corrigée, entièrement refondue, augmentée des travaux des médecins modernes, et suivie du poëme intitulé : Onan, ou le tombeau du mont-cindre, par Marc-Antoine Petit, de Lyon. 1836, 1 vol. grand in-18 de 288 pages. **2 fr. 50 c.**

THIAUDIÈRE. De l'exercice de la médecine en province et à la campagne, considéré dans ses rapports avec la pratique. 1839, in-8, br. **2 fr.**

UNDERWOOD. Traité sur les ulcères des jambes. Traduit de l'anglais. 1744, in-12, **1 fr. 50 c.**

VANIER (du Havre). Clinique des hôpitaux des enfants, et Revue rétrospective médico-chirurgicale, thérapeutique et hygiénique des maladies de l'enfance. 1841-1843, 3 vol. in-8. **12 fr.**

VAUCHER. Histoire des conferves d'eau douce, suivie de l'histoire des *Tremelles* et des *Ulves*. 1803. 1 vol. in-4, avec 92 figures. **6 fr.**

VERDÉ-DELISLE. Histoire philosophique, médicale et critique de la lutte entre la petite vérole et la vaccine. 1857, 1 vol. in-8. (*Sous presse.*)

VIGAROUX. Cours élémentaire des maladies des femmes, ou Essai sur une nouvelle méthode pour étudier et classer les maladies de ce sexe. 1801, 2 vol. in-8. **12 fr.**

VINSON. De la hernie sous-pubienne (hernie obturatrice) (thèse du doctorat). 1844, 1 vol. in-4, avec 13 planches représentant 26 fig. **6 fr.**

VIREY. Traité complet de pharmacie théorique et pratique. 4ᵉ édit., 1840, 2 vol. in-8. **12 fr.**

WELLER. Traité théorique et pratique des maladies des yeux, traduit de l'allemand sur la dernière édition, par F.-J. Riester, avec des notes par M. Jallat. 1832, 2 vol. in-8, avec 8 planches coloriées. **10 fr.**

WILLEMIN. Mémoire sur le bouton d'Alep. 1851, in-8 avec 4 fig. col. **5 fr.**

LEÇONS ORALES

DE CLINIQUE CHIRURGICALE,

FAITES A L'HOPITAL DE LA CHARITÉ

Par M. le professeur VELPEAU,

RECUEILLIES ET PUBLIÉES

Par MM. les docteurs JEANSELME et P. PAVILLON.

1840-41. 3 volumes in-8. Prix : 24 fr.

VELPEAU. Manuel d'anatomie chirurgicale générale et topographique. 1837. 1 vol. in-18 de 622 pages. 6 fr.

———

DE LA SOLITUDE,

DES CAUSES QUI EN FONT NAITRE LE GOUT,

DE SES INCONVÉNIENTS, DE SES AVANTAGES,

ET DE SON INFLUENCE SUR

LES PASSIONS, L'IMAGINATION, L'ESPRIT ET LE CŒUR,

Par J.-G. ZIMMERMANN,

Traduite de l'allemand par A.-J.-L. JOURDAN. — Nouvelle édition augmentée d'une Notice sur la vie de l'auteur.

1840. — 1 vol. in-8 de 568 pages. — Prix : 3 fr. 50 c.

———

ATLAS DE 387 PLANCHES COLORIÉES

REPRÉSENTANT

LES PLANTES USUELLES

DES COLONIES FRANÇAISES, ANGLAISES, ESPAGNOLES ET PORTUGAISES DES ANTILLES,

Avec les noms latins, français, anglais, espagnols et portugais.

1852. — 2 vol. in-8, cart. — Prix : 50 fr.

Paris. — Imprimerie de L. Martinet, rue Mignon, 2.

www.ingramcontent.com/pod-product-compliance
Ingram Content Group UK Ltd.
Pitfield, Milton Keynes, MK11 3LW, UK
UKHW021519090726
13657UKWH00001B/348